MANUEL

HYGIÉNIQUE

POUR L'EMPLOI

DU ROB DE BOYVEAU-LAFFECTEUR

COMME DÉPURATIF DU SANG

D'APRÈS LES CONSEILS

DU DOCTEUR GIRAUDEAU DE SAINT-GERVAIS

RUE RICHER, 6 BIS, A PARIS.

MANUEL

HYGIÉNIQUE

POUR L'EMPLOI

DU ROB DE BOYVEAU-LAFFECTEUR

COMME DÉPURATIF DU SANG

D'APRÈS LES CONSEILS

DU DOCTEUR GIRAUDEAU DE SAINT-GERVAIS

Médecin de la Faculté de Paris, Successeur de Boyveau-Laffecteur,
Ancien Membre de l'École Pratique, Ex-Interne des Hôpitaux,
Membre de la Société de Géographie, Correspondant
des Sociétés Royales de Médecine de Rotterdam,
Malines, Bruxelles, etc.

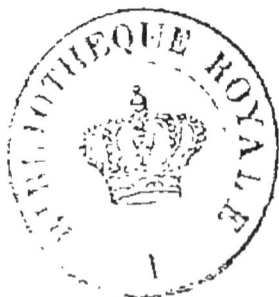

PARIS

CHEZ L'AUTEUR, RUE RICHER, N° 6 BIS.

—

1847

Le docteur Boyveau a annoncé que dans l'origine il s'était déterminé par des motifs particuliers à présenter son remède sous le nom de Laffecteur; mais depuis 1793, des actes authentiques prouvent qu'il a repris son nom et toujours signé Boyveau-Laffecteur.

M. Giraudeau de Saint-Gervais est le seul successeur de Boyveau-Laffecteur, depuis le 3 octobre 1842, suivant acte notarié passé chez Me Dessaignes, notaire à Paris, place des Petits-Pères, n° 9.

Typ. LACRAMPE fils et Comp., rue Damiette, 2.

TABLE DES MATIÈRES.

Notice historique. — Approbation du Rob.   5
De la peau et de ses fonctions vitales.   7
De la classification des maladies de la peau.   14
Ordre Ier. *Exanthèmes.*   15
    —   II. *Vésicules.*   16
    —   III. *Bulles.*   ib.
    —   IV. *Pustules.*   17
    —   V. *Papules.*   ib.
    —   VI. *Squammes.*   ib.
    —   VII. *Tubercules.*   18
    —   VIII. *Taches.*   19
Traitement des maladies de la peau.   21
Altération morbide du sang et des humeurs.   24
Affections chroniques.   27
Gale.   28
Teigne.   30
Clous, érysipèle.   31
Abcès, plaies. — Gangrène.   32
Ulcères rongeants.— Cancer.   33
Ecrouelles, humeurs froides. — Scrofuleux, bossus.   34
Maladies des femmes.   36
Flueurs blanches, ulcères.   ib.
Des maladies laiteuses.   ib.
Age critique.   37
Maladies du système nerveux et sanguin.   38
Coup de sang, apoplexie.   ib.
Palpitations, asthme.   40

Goutte, rhumatisme. 40

Convulsions, névralgie. 41

Inflammation des membranes muqueuses. 42

Rhume, irritation de poitrine. ib.

Catarrhe de vessie, gravelle. 44

Inflammation des membranes séreuses. 45

Hydropisie, hydrocèle. ib.

Observations recueillies dans la pratique du docteur Giraudeau de Saint-Gervais, avant qu'il prescrivît le Rob de Boyveau-Laffecteur et qu'il en connût la composition. 46

Observations extraites d'un ouvrage publié en 1836 par le docteur Giraudeau de Saint-Gervais. Toutes les guérisons ont eu lieu par des sirops dépuratifs analogues au Rob de Boyveau-Laffecteur. 57

Dartre furfuracée. ib.

Dartre contagieuse. 58

Avortement, squirrhe au sein. 60

Infiltration, dartre vive. 61

Famille juive, lèpre. 62

Ulcères fistuleux. 64

Gravelle, enfants scrofuleux. 65

Hydrocèle, hydropisie. 66

Teigne furfuracée au troisième degré. 67

Coup de sang, hémiplégie. 68

Rhume, maladie de poitrine. ib.

Onanisme. 69

Impuissance. 70

Pâles-couleurs, monomanie. ib.

Age critique. 71

Hémorrhoïdes chroniques. ib.

Folie, épilepsie. 72

Choix d'observations et cures extraordinaires opérées par le Rob de Boyveau-Laffecteur. 73

Observations de M. Génouville, ancien chirurgien de première classe des hôpitaux militaires. 74 à 78

Observation de M. Boyer, chirurgien en chef de la Cha-

rité de Paris, et de M. Caillot, alors son élève, et actuellement professeur de chirurgie à l'école de Strasbourg.   79

Lettre de M. Piéton, chirurgien à Gand, aux rédacteurs
de la *Gazette de France*.   80

Observation de M. Coulon, médecin et inspecteur des
hôpitaux de la marine.   81

Observation d'un malade de Lisieux envoyée à M. Boyveau le 21 vendémiaire an VIII (octobre 1800).   ib.

Observation du docteur Leroy, ancien médecin de Monsieur.   82

Observation du docteur Desperrières.   83
       —   du docteur Carrère.   ib.
       —   de M. Cosme, médecin de l'hôpital de Char-
tres.   84

Observations recueillies dans la pratique du docteur Giraudeau de Saint-Gervais depuis 1812 jusqu'au mois
de mars de l'année 1847.   85

Dartre proprement dite ou efflorescences (érythème des
auteurs).   ib.

Flueurs blanches (leucorrhée).   86

Dartre farineuse (psoriasis dorsalis).   87

Dartre vive (intertrigo).   88

Psoriasis ophthalmica.   ib.

Dartre farineuse (pityriasis capitis).   90

Intertrigo.   91

Eczema rubrum.   92

Acne indurata.   93

Porrigo favosa.   94

Impetigo sparsa.   95

Eczema impetiginodis.   96

Lupus estiomène d'Alibert.   98

Écrouelles, humeurs froides, scrofules.   99

Rachitis.   100

Leucorrhée.   101

Granulations du col utérin.   102

Induration des glandes mammaires.   103

Coup de sang (congestion cérébrale, apoplexie).   104

Asthme (angine de poitrine).   105

Rhumatisme goutteux (arthritis).   106

Masturbation (onanisme).   107

Hydrocèle.   108

Catarrhe de vessie (cystite).   109

Extrait du *Bulletin des Lois,* N° XLVIII. — Décret impérial relatif à l'annonce et à la vente des remèdes secrets.   111

Dates des autorisations de vente du Rob de Boyveau-Laffecteur par MM. les préfets.   112

Noms des villes où l'on délivre gratis les ouvrages indiquant l'emploi du Rob de Boyveau.   113

Idem à l'étranger.   115

Conseils pour l'emploi du véritable Rob Boyveau, par le docteur Giraudeau de Saint-Gervais.   116

Nouvelles traductions en espagnol, en italien et en anglais.   119

Guide pratique pour les affections syphilitiques.   122

MANUEL
HYGIÉNIQUE

POUR L'EMPLOI

DU ROB DE BOYVEAU-LAFFECTEUR

COMME DÉPURATIF DU SANG

D'APRÈS LES CONSEILS

DU DOCTEUR GIRAUDEAU DE SAINT-GERVAIS

Rue Richer, 6 bis, à Paris.

—o◎◉◎o—

Notice historique. — Approbation du Rob.

Malgré une longue expérience toujours couronnée de succès, il est utile de ramener l'attention publique à l'idée que le Rob de Boyveau-Laffecteur est une des plus heureuses découvertes dont la médecine puisse s'honorer. C'est à cette multitude de malades guéris radicalement, c'est aux hommes de l'art vieillis dans une routine meurtrière, et que les cures étonnantes opérées sous leurs yeux par ce remède ont amenés à un mode de traitement moins dangereux et plus certain, qu'il con-

vient d'en appeler. De pareils suffrages ne peuvent
être suspects; ils parlent d'eux-mêmes avec élo-
quence, et ils étoufferont toujours les vains efforts
de la malveillance, et conserveront à ce remède la
confiance qu'il mérite et qu'il a obtenue.

Si des praticiens se sont élevés injustement
contre le Rob, d'autres, après avoir étudié avec
soin et impartialité ses nombreux succès, le regardent comme un remède très-utile et l'emploient
très-souvent comme l'unique ressource dans tous
les cas désespérés. L'approbation des uns dédom-
mage de l'injustice des autres.

Parmi les suffrages scientifiques accordés au
Rob Boyveau-Laffecteur, nous citerons l'article du
grand *Dictionnaire des Sciences médicales*, en 60
volumes, publié par Pankoucke.

D'après l'impulsion que les médecins de l'École
de Paris ont donnée à la science, partout où le Rob
de Boyveau-Laffecteur sera exactement et soigneusement appliqué, il rendra beaucoup de maladies
contagieuses de plus en plus légères, il diminuera
le nombre et la gravité des accidents qui les com-
pliquent si souvent, et la guérison sera toujours
exempte de récidive.

On doit des remercîments aux médecins qui
ont attaché leurs noms à leurs méthodes, car de
leur efficacité dépendent l'honneur et la réputation
des auteurs; d'ailleurs, il est prouvé par l'expérience qu'à égalité de facultés intellectuelles, un
individu qui ne s'adonne qu'à une seule branche
des sciences médicales doit y acquérir des connaissances spéciales qui manqueront toujours à la
généralité; cependant les découvertes ont toujours

rencontré des obstacles nombreux en médecine, en politique, en religion, en législation, etc. Galilée fut condamné à mort pour avoir dit, contrairement à la Genèse, que le soleil était immobile : « Je meurs, disait-il, et cependant la terre tourne. »

De la peau et de ses fonctions vitales.

L'étude des maladies de la peau démontrera chaque jour davantage, j'en suis certain, la nécessité d'étudier le rôle que jouent les humeurs dans les maladies. La doctrine qui admet l'altération des humeurs doit enfin prévaloir sur tant d'autres opinions; elle est appelée à faire connaître la loi qui préside à toute action morbide agissant sur l'économie.

C'est en vertu de l'humorisme réformé, au nom de la science, que depuis plus de trente ans Willan et Batemann, médecins anglais, ont introduit dans le traitement des maladies cutanées l'usage de médicaments très actifs. Ils étaient employés localement ou dirigés sur le tube intestinal, comme moyens dépuratifs ou comme évacuants; méthode qui, en France, réunit déjà beaucoup de partisans.

Les maladies de la peau sont héréditaires, elles se transmettent par contagion, elles peuvent dépendre d'une altération fonctionnelle ou d'une disposition particulière de la texture cutanée, elles sont dues à l'inobservation des lois hygiéniques,

ou elles résultent d'une affection morbide antérieure ou concomitante.

Malgré les théories qui expliquaient l'étiologie
des maladies par l'altération des solides, beaucoup
de médecins d'une grande célébrité n'en restèrent
pas moins partisans des méthodes curatives fon-
dées par l'humorisme : Zimmermann, Bordeu,
Stoll, et, de nos jours, Corvisart, Bosquillon, Portal, etc., furent de ce nombre.

Le sang, la bile, la pituite ou l'humeur muqueuse, peuvent, selon eux, subir des altérations
d'où proviennent les maladies; manière de voir à
laquelle devaient nécessairement être subordonnées
leurs prescriptions thérapeutiques.

Les doctrines, en général, n'ont qu'un succès
passager. A mesure que l'on parvient à asseoir
l'enseignement sur de nouvelles bases, la théorie
de la veille se laisse dominer par la théorie du
jour.

En se succédant, les doctrines ne déshéritent
pas la science des richesses que les siècles lui ont
léguées. Les hommes supérieurs de toutes les époques, depuis Hippocrate, ont tous laissé des traces
de leur génie dans les livres qu'ils nous ont trans-
mis. C'est à ces sources qu'il faudra toujours re-
monter pour connaître les progrès et le véritable
esprit de la médecine, qui sera éternellement une
science d'éclectisme.

Pour bien juger une maladie et savoir la guérir,
il faut posséder une connaissance parfaite de la
texture anatomique et des phénomènes que pré-
sentent les fonctions de l'organe qui en est le
siége.

Le système cutané, en enveloppant tout le corps, offre, par son étendue, la plus vaste surface qui soit soumise à l'impression des corps extérieurs, parmi lesquels se rencontrent la plupart des causes qui peuvent en troubler les fonctions et en produire les maladies, quoique le principal usage de la peau soit d'en atténuer l'action ; mais là ne se bornent pas ses fonctions : elle agit aussi comme organe excrétoire, sécrétoire, absorbant, et comme organe du toucher dans une limite d'actions simplement fonctionnelles. Elle touche, pour ainsi dire, aux organes les plus profonds et les plus essentiels. « Elle correspond, dit Alibert, avec tous les systèmes dont se compose l'ensemble de la vie, » ce qui sert à expliquer le développement des maladies qui lui sont propres et dépendent de l'état morbide des organes internes. On se rend compte ainsi du nombre infini de ces maladies : de sorte que le système cutané peut être regardé comme étant cerné au milieu des causes qui, du dedans et du dehors, se réunissent pour troubler ses fonctions et altérer sa texture.

Les mots derme et peau sont synonymes. On appelle système cutané ou système dermoïde l'ensemble de l'enveloppe tégumentaire.

La face externe de la peau est recouverte par l'épiderme, auquel elle est partout contiguë. C'est à cette surface que sont implantés les poils, et où se voit l'humeur huileuse ou sébacée qui la lubrifie. C'est sur elle que se dépose la sueur, et c'est en elle que réside principalement le tact ou le sens du toucher. On y remarque des plis contournés de différentes manières. Ces plis dépendent de la

contraction des muscles avec lesquels la peau se
trouve en contact : ils sont de la même nature que
ceux observés à la surface de la membrane muqueuse, et dus à la contraction de la couche fibreuse qui lui est contiguë.

Les rides du visage, chez les adultes, tiennent
à la même cause : ce qui leur fait jouer un grand
rôle dans l'expression de la figure. On conçoit, en
effet, que le jeu des muscles de la face, aussi varié
que les affections de l'âme, doit y laisser la trace
des sentiments qu'ils expriment : aussi, est-ce
dans le regard et dans l'expression de la figure que
viennent toujours se réfléchir les passions qui nous
agitent. On a dit, avec beaucoup de vérité, que le
visage était le miroir de l'âme.

Les rides de la vieillesse diffèrent de celles qu'on
observe avant cette époque de la vie; elles sont
dues à l'absence de la graisse ; de telle sorte que la
peau, n'ayant plus à recouvrir que des parties qui
se sont affaissées après avoir été rebondies, se re-
lâche et forme les plis séniles qui ne doivent plus
s'effacer.

L'amaigrissement qui a lieu chez les jeunes gens
n'occasionne pas de rides, parce qu'à cet âge la
peau jouit d'une contractilité de tissus qui lui per-
met de revenir sur elle-même, comme par une
sorte d'élasticité.

Dans la plupart des animaux, la surface interne
de la peau se trouve contiguë à une couche fibreuse
qu'on nomme panicule charnue; c'est la partie sur
laquelle les bouchers de Paris s'attachent aujour-
d'hui à former des dessins destinés en quelque
sorte à leur servir d'enseigne, ainsi qu'on le voit

principalement sur les moutons qu'ils mettent en étalage.

L'usage du pannicule charnu, dans les animaux, est de leur servir à secouer les corps étrangers incommodes, de même qu'à exprimer les agitations qu'ils éprouvent.

Rien de semblable n'exi-te chez l'homme, excepté dans les parties fibreuses dont j'ai parlé ; ce qui a fait dire à Bichat que « l'homme est d'autant plus inférieur sous ce rapport à la plupart des animaux, qu'il leur est supérieur par la disposition de ses muscles faciaux. Aussi remarquez que chez lui toutes les passions se peignent, pour ainsi dire, sur la surface ; lorsque l'habitude extérieure du tronc, dans les orages de l'âme, reste calme et tranquille, toute cette habitude est agitée chez l'animal. La crinière du lion se redresse, la peau du cheval frémit ; mille agitations diverses animent l'extérieur du tronc des animaux, et en font un tableau général où la nature vient peindre tout ce qui se passe dans l'intérieur. Vous distinguerez, par derrière, sur beaucoup d'animaux, en voyant seulement leur corps, si les passions les agitent ; couvrez la face de l'homme, le rideau est tiré sur le miroir de son âme. » Ainsi, comme on le voit, tandis que chez l'homme la physionomie seule exprime toutes sortes de sentiments, dans les animaux à pannicule charnue elle imprime ses traits sur la vaste étendue que présente leur enveloppe extérieure.

Dans l'étude des maladies cutanées qui se manifestent au visage, on doit tenir compte également de l'impression que l'air exerce continuellement sur cette région ; mais « ce n'est pas seulement, dit Bichat, l'irritation de la peau qui détermine le sang à passer dans le système capillaire extérieur. Toutes les fois que le cœur est vivement agité, qu'il précipite le cours de ce fluide, le passage tend à se faire. C'est ce qu'on voit manifestement : 1° à la suite d'une course violente ; 2° dans la période de chaleur d'un accès de fièvre, etc.

« A cet égard, je ferai une remarque qui me paraît très-importante : c'est que le système capillaire de la face est, plus que celui de toutes les autres parties de la peau, exposé à se pénétrer ainsi de sang : 1° cela est évident dans les deux cas dont je viens de parler, et où l'action du cœur est augmentée ; 2° dans les passions, la peau reste la même dans les autres parties du corps, tandis que celle-ci pâlit ou rougit subitement... Dans les diverses asphyxies, celle surtout produite par la submersion, la vapeur du charbon, la strangulation, etc., la face est constamment violette par le passage du sang noir dans son système capillaire extérieur. Souvent le cou et la partie supérieure de la poitrine sont aussi livides, mais jamais il n'y a coloration des parties inférieures. Il en est de même dans tous les cadavres où la mort est produite par des maladies où le poumon s'est embarrassé le premier...

« Les passions ont à la face un triple moyen d'expression : 1° le système capillaire, moyen absolument involontaire ; 2° le mouvement musculaire qui, en fronçant, épanouissant les traits, exprime les passions tristes et sombres ou les passions gaies, et auxquelles appartiennent, comme

effet, les rides diverses dont nous avons parlé ;
3° l'état de l'œil, qui, d'après la remarque de Buffon, non-seulement reçoit les sensations, mais encore exprime les passions. Les deux derniers moyens sont, jusqu'à un certain point, volontaires; nous pouvons au moins les simuler, au lieu que nous ne saurions mentir par le premier. L'acteur joue la colère, la joie, etc., parce qu'on peut rendre ces passions en fronçant le sourcil, en dilatant la face par le rire, etc. ; mais c'est le rouge de l'actrice qui joue la modeste pudeur; c'est en essuyant le rouge qu'elle prend la pâleur de la crainte, du saisissement, etc.

« J'ajouterai encore une observation essentielle à l'égard du système capillaire facial : c'est qu'il paraît que sa tendance à recevoir le sang le dispose à devenir le siége plus fréquent d'une foule d'affections, etc. On sait, 1° que les érysipèles de cette région sont beaucoup plus fréquents que ceux des autres parties; 2° que les boutons varioliques s'y manifestent surtout ; 3° qu'une foule d'éruptions y sont plus abondantes qu'ailleurs, etc. » Il aurait pu dire aussi, et beaucoup plus rebelles lorsqu'elles existent à l'état chronique.

L'épiderme recouvre la peau dans toute son étendue. Il est destiné, en raison de son insensibilité, à la garantir de l'impression des corps extérieurs. La face interne de l'épiderme adhère fortement à la peau. Les moyens par lesquels cette adhérence a lieu sont les vaisseaux exhalants, les vaisseaux absorbants et les poils. On donne le nom de pores aux trous percés dans son épaisseur pour donner passage aux vaisseaux et aux poils dont je viens de parler.

Les altérations que subit l'épiderme sont toutes secondaires, et en quelque sorte mécaniques. Parmi les causes qui peuvent en rompre les adhérences et le soulever, sont principalement toutes les inflammations un peu vives, les phlegmasies cutanées, le phlegmon, le furoncle, les dartres, etc.

De la classification des maladies de la peau.

Il n'est aucune classe de maladies qu'il soit plus difficile d'assujettir à une classification exacte et définitive, que les affections cutanées.

Voici l'opinion que j'ai émise à ce sujet dans mon *Traité des maladies syphilitiques*, où je dis : « Dans les maladies de la peau essentiellement locales et non fébriles, la même cause détermine souvent des éruptions d'un caractère différent et très-varié; ce qui peut dépendre de la nature et de l'intensité de cette même cause, de la disposition particulière de l'individu, des modifications locales, de la texture de la partie affectée, du changement des saisons, des variations de la température, des écarts du régime, etc. ; d'où je conclus que les affections cutanées sont une sorte de protée, et que les classifications adoptées par les meilleurs auteurs ne sauraient être regardées comme absolues, et qu'elles seront toujours, à beaucoup d'égards, un sujet de controverse et de dissidence parmi les auteurs qui dirigeront leurs recherches sur cette partie de la science, ainsi que cela semble démontré par les écrits de Plenck, de Lorry, de Willan, et plus récemment de MM. Royer, Cazenave et Schedel. »

Toute maladie, en effet, se présente sous des formes diverses, depuis son invasion jusqu'au moment où elle tend spontanément à la guérison, ou jusqu'à ce qu'elle ait pris un caractère rebelle et incurable. C'est sa progression naturelle. Elle peut aussi éprouver des mutations de formes indéterminées et accidentelles, variables selon la nature du tempérament, la disposition particulière de la texture cutanée et l'influence intempérée des causes hygiéniques.

Qu'on me permette une comparaison pour appuyer cette assertion.

De même qu'on voit le germe ou le bouton d'un fruit subir, avant sa maturité, les diverses transformations sous lesquelles s'opère son développement libre et naturel, de même aussi il peut éprouver des altérations anormales dépendantes de la nature du sol, du plus ou moins de vigueur de l'arbre, de l'intempérie des saisons, etc.

Le germe peut effectivement s'annihiler avant d'avoir fleuri, ne donner qu'une fleur stérile ou un fruit avorté, difforme, malade, susceptible d'une décomposition prématurée, et variable dans la manière de se manifester.

La difficulté de classer les maladies de la peau semble d'ailleurs démontrée par la rareté des tentatives faites dans cette vue.

ORDRE Ier. EXANTHÈMES (*exanthema*). Taches plus ou moins rouges, superficielles, dont la couleur disparaît momentanément sous la pression du doigt, de formes diverses, laissant ordinairement entre elles un intervalle où la peau reste naturelle, se terminant par délitescence ou par résolution, avec ou sans exfoliation de l'épiderme, caractères qui sont communs aux exanthèmes simplement locaux, tels que l'*urticaire*, la *roséole*, l'*érythème*, et aux éruptions exanthémateuses que la fièvre accompagne, comme la *rougeole*, la *scarlatine* et l'*érysipèle*.

ORDRE IIe. VÉSICULES (*vesiculæ*). Petites vésicules formées par le soulèvement de l'épiderme, contenant de la sérosité d'abord transparente, susceptible de devenir opaque, paraissant par groupes plus ou moins rapprochés et en plus ou moins grand nombre, se terminant par résorption ou se rompant assez promptement, et donnant lieu à une forte excoriation, à de petites croûtes ou à une légère desquammation. Dispositions que partagent les vésicules simplement locales, comme la *gale*, l'*herpès*, l'*eczéma*; et celles qui sont accompagnées de fièvre, telles que la *miliaire* et la *varicelle*.

ORDRE IIIe. BULLES (*bullæ*). Elles ne diffèrent des vésicules que par leur volume, qui est plus considérable. Elles sont formées comme elles par de la sérosité épanchée sous l'épiderme ; elles ont l'aspect de phlyctènes que produit l'application d'un vésicatoire. Les croûtes qui en proviennent sont ordinairement noires, et plus épaisses que celles des vésicules.

Cet ordre ne comprend que deux maladies : le *pemphigus* et le *rupia*.

ORDRE IVe. PUSTULES (*pustulæ*). On entend par pustules de petites tumeurs ayant ordinairement une base enflammée, formées par l'épanchement d'une humeur opaque qui soulève l'épiderme, se concrète, produit des croûtes plus ou moins épaisses, au-dessous desquelles on trouve assez souvent de l'humeur, des excoriations et des ulcérations.

Cet ordre contient *cinq* espèces de maladies, selon Willan ; *sept* espèces, suivant MM. Cazenave et Schedel ; et, d'après M. Gibert, *quatre* seulement, qui sont l'*ecthyma*, l'*acné*, l'*impetigo* et la *teigne*, auxquelles il faut aujouter, pour former les *sept* espèces admises par MM. Cazenave et Schedel : la *variole*, la *vaccine* et la *mentagre*.

ORDRE V^e. PAPULES (*papulæ*). Les papules sont de petites élévations de la peau, solides, rénitentes, ne contenant aucun fluide ; c'est une sorte de boutons secs, se terminant ordinairement par résolution, par une desquammation furfuracée, susceptible de s'excorier quelquefois à son sommet et d'y produire une petite croûte noirâtre.

Cet ordre, je l'ai déjà dit, contient trois espèces de maladie, selon Willan, MM. Cazenave et Schedel : le *strophulus*, le *prurigo* et le *lichen* ; et d'après M. Gibert, deux espèces seulement : le *lichen* et le *prurigo*.

ORDRE VIe. SQUAMMES (*squammæ*). On donne le nom de squammes aux maladies qui se manifestent par une desquammation de l'épiderme, en lames ou écailles plus ou moins larges, plus ou moins

épaisses, ou en furfure. Les maladies squammeuses, dont le tissu réticulaire paraît être le siége,
existent avec ou sans rougeur de la peau ; leur caractère principal est de produire des squammes
qui se détachent et se reproduisent pendant un
temps indéfini.

Cet ordre contient quatre espèces de maladies :
la *lèpre*, le *psoriasis*, le *pityriasis* et l'*ichthyose*.
M. Gibert en a exclu le *psoriasis*, qu'il considère
comme une variété de la lèpre.

ORDRE VIIᵉ. TUBERCULES (*tuberculœ*). On appelle tubercules de petites tumeurs dures, plus ou
moins développées, ayant ordinairement une couleur différente de celle de la peau, dont le caractère principal est d'avoir une durée indéterminée,
et d'être en quelque sorte permanentes, en se con-
stituant à l'état d'induration ; elles peuvent se ter-
miner par résolution, ou passer à l'état de suppuration et d'ulcération ; alors les croûtes se forment
à leur surface. Ces tubercules ne sont précédés
d'aucune collection purulente. L'état tuberculeux
est la forme élémentaire de la maladie ; lorsque la
suppuration s'établit, c'est un résultat qui semble
partiel ou limité au tubercule.

Cet ordre est celui sur lequel il existe le moins
d'accord parmi les dermographes. Willan y a rap-
porté neuf espèces de maladies , MM. Cazenave et
Schedel trois seulement, sous ces noms : *éléphan-
tiasis des Grecs, molluscum (mycosis fungoïdes)*
d'Alibert, *frambœsia.* M. Gibert n'en a pas admis
davantage ; mais il remplace le molluscum et le

frambœsia de MM. Cazenave et Schedel, par la *dartre rongeante* et la *kéloïde*.

ORDRE VIIIe. TACHES (*maculæ*). Le nom de taches ne doit être donné qu'à l'altération profonde et permanente de la peau, dont la coloration dépend des variations que peut subir le corps pigmentaire. MM. Cazenave et Schedel en admettent cinq variétés : 1° sous le nom de *coloration*, la *teinte bronzée*, les *éphélides*, les *nœvi ;* 2° sous celui de *décoloration*, l'*albinisme*, le *vitiligo ;* M. Gibert, trois variétés seulement, les *éphélides*, les *nœvi* et le *purpura*.

Chacun des huit ordres dont je viens de parler le reproduit avec un caractère particulier, lorsque la maladie reconnaît pour cause la contagion vénérienne. Ainsi, toutes les affections cutanées désignées sous le nom de *syphilides* sont *exanthémateuses, bulleuses, vésiculeuses, pustuleuses, papuleuses, squammeuses, tuberculeuses, maculeuses,* ou se produisent sous l'aspect de taches.

Lorry soutient que l'altération de cette humeur peut occasionner des pustules prurigineuses, charbonneuses. Lieutaud affirme que non-seulement les affections rebelles de la peau, mais encore toutes les maladies chroniques, proviennent d'un vice du foie. Il fonde son opinion sur les observations que lui aurait fournies la dissection anatomique ; ce qui prouve que l'ouverture des cadavres ne suffit pas toujours pour rendre infaillible le jugement des médecins.

Il n'y a peut-être pas de maladies qui exigent une observation plus profonde et plus exacte que celle des affections cutanées ; car leur tendance à l'hérédité dévoile une des causes directes de la dégénération de l'espèce humaine. Il est ensuite une raison qui semble les dérober à l'étude des hommes de l'art ; je veux parler de leur marche naturellement chronique. C'est alors que les malades songent peu à opposer un traitement à l'indolence de leur mal. En effet, il n'y a point pour eux de souffrance aiguë, et rien n'effraye décidément les yeux par l'aspect de quelques graves symptômes.

Mais le tempérament subit une altération plus ou moins profonde, et la vie organique se déprave secrètement sous l'influence de la cause maladive qui la domine. Cependant cette affection, qui semblait s'opposer au rapprochement des sexes, le favorise au contraire par une funeste aptitude. L'hérédité appelle enfin sur les générations tous les maux qu'elle a puisés à des sources impures.

Je crois en avoir assez dit pour faire comprendre dans quelles conditions exceptionnelles se sont longtemps trouvées les maladies de la peau. Ce n'est que depuis environ un demi-siècle qu'elles ont fixé l'attention des médecins, et donné lieu à des travaux vraiment progressifs. Depuis lors, et dans ces derniers temps surtout, les ouvrages les plus recommandables ont été publiés sur ce sujet ; mais, d'après l'aveu même de leurs auteurs, malgré la richesse des matériaux, l'édifice reste encore à construire.

Traitement des maladies de la peau.

Dans l'état des connaissances actuelles, qui comprend aujourd'hui tous les faits de l'expérience acquise, la cause primordiale des affections herpétiques n'est autre que le *virus dartreux*. On entend par ces mots un ferment corrupteur de nos humeurs, analogue, quant à son essence, au *virus* de la variole, à celui de la rage, de la peste, etc., inconnu dans son principe, mais parfaitement étudié sous toutes les formes qu'il peut revêtir, et d'après la nature du désordre qu'il amène dans les fonctions de l'organe affecté.

Le *virus dartreux*, comme tous les autres virus, s'engendre en quelque sorte dans les fluides de l'économie : il s'y développe, il est vrai, selon certaines conditions données. On sait, par exemple, qu'il aura plus d'affinité avec la constitution lymphatique ; ce qui explique la fréquence des dartres chez les femmes et les enfants. Une fois inhérent à la constitution, il se traduit au dehors à des degrés d'intensité si multipliés, qu'en admettant une de ses nuances les moins appréciables, il peut alors imposer sur son existence réelle. Cependant il ne saurait s'éteindre de lui-même ; de là l'hérédité, c'est-à-dire la transmission du *virus dartreux* par voie de génération.

D'après ces simples notions, on voit que le virus dartreux ayant son point de départ dans nos humeurs, un raisonnement invincible démontre que le traitement des dartres doit être *interne*.

2

C'est donc s'abuser à l'excès, que de diriger seulement contre les maladies de la peau des médications *externes*. Indépendamment de cette manière
insoutenable de raisonner, il y a ici, comme pour
toutes les maladies, une erreur matérielle, qui consiste à prendre l'ombre pour le corps, en d'autres
termes, à attaquer le symptôme et non la cause.

Une observation de toute importance est celle
que les médecins les plus célèbres ont constamment reproduite. Ils regardent donc comme une
pratique funeste l'emploi exclusif des médicaments
externes. A l'aide de ces moyens les dartres peuvent en effet disparaître quelquefois assez promptement, et on le concevra facilement si on songe
à la rapidité avec laquelle s'opèrent certaines ré-
percussions. Ne voit-on pas l'éruption de la rougeole, de la variole, etc, disparaître souvent en
quelques heures? Des dartres peuvent se répercu-
ter avec la même facilité ; attendu surtout le caractère de mobilité propre à cette maladie. Le
virus concentre alors ses forces à l'intérieur, et
c'est toujours sur un viscère important qu'il
exerce sa funeste influence.

Nous conseillons donc ce rob de Boyveau comme
un des plus puissants antiherpétiques. Les soins
accessoires de ce traitement sont fort simples : on
emploie, selon les indications, le cérat opiacé, les
lotions adoucissantes, ou quelques bains sulfureux. Les tisanes amères sont fort utiles pour entretenir surtout la tonicité des voies digestives.

N'ayant rien négligé dans l'étude spéciale que
nous avons faite sur le traitement des dartres,
dont le Rob est la base, voici ce que nous croyons

devoir consigner ici en faveur d'une classe assez nombreuse de malades.

On a observé que chez un nombre déterminé de dartreux la vitalité de la peau reste languissante, et qu'on remarque encore çà et là quelques traces de l'éruption herpétique, bien que le traitement ait reçu son dernier complément, et qu'il soit possible de constater la guérison. Or, ce que l'on voit alors à la peau n'est pour ainsi dire que le stigmate de la maladie, plus ou moins tardif à s'effacer. Le virus dartreux, en opprimant les propriétés vitales de la peau, ne laisse revenir que très-lentement un organe à son état normal, surtout s'il s'agit de certaines constitutions. Dans ce cas on a essentiellement besoin de recourir à un moyen qui puisse agir à la fois sur toute sa surface et en quelque sorte artificiellement : les bains sulfureux remplissent merveilleusement ce genre d'indication ; et parmi les eaux minérales, nous conseillons celles de La Roche-Posay, près Châtellerault (Vienne). Ces eaux sont sulfureuses, et, d'après leur composition, nous pensons avec le docteur Destouches, qui a soigneusement étudié ce sujet, qu'on ne peut y substituer l'usage des autres eaux sulfureuses, celles-ci offrant dans leurs éléments des proportions toutes différentes.

Les bains sulfureux de la Roche-Posay conviennent spécialement aux femmes, aux enfants, ou aux personnes délicates, d'un tempérament lymphatique, pour lesquelles les autres eaux sulfureuses, telles que celles de Barréges, ont souvent été une épreuve au-dessus de leurs forces.

Altération morbide du sang et des humeurs.

S'il est vrai, comme Pujol l'a remarqué, que le *serum* du sang soit bilieux dans quelques affections cutanées, ou qu'il soit couenneux, comme l'a observé maintes fois M. Rayer, dans des inflammations chroniques de la peau, existant sans fièvre, on ne saurait raisonnablement contester que le sang n'est pas altéré dans ces cas ; qu'il ne doit être regardé ni comme principe de la maladie, ni comme moyen propre à l'entretenir.

On sait que le système des *humoristes* faisait dériver toutes les maladies des diverses altérations survenues dans les fluides de l'économie. Les partisans de cette opinion regardaient surtout le sang comme le foyer d'une foule de maladies, en admettant certaines conditions données. La plasticité du sang, sa trop grande fluidité, mais principalement les éléments morbides qu'il pouvait renfermer, telles étaient les causes du trouble de la santé. Les maladies contagieuses, ou héréditaires, s'expliquaient de la manière la plus spécieuse par l'*acrimonie du sang* ; image ingénieuse et expressive du langage des *humoristes*. Lorsque d'autres systèmes prévalurent, non-seulement le système des *humoristes* tomba dans le discrédit ; il fut encore le point de mire de toutes les plaisanteries acerbes de ses contempteurs. Cependant cette doctrine, abstraction faite de ses exagérations, pouvait invoquer l'imposante autorité d'Hippocrate, le plus grand des observateurs. Eh bien ! aujour-

d'hui que la science s'est enrichie de faits irré-
cusables, on est revenu sinon à la doctrine absolue des *humoristes*, au moins à l'une de ses conséquences remarquables, c'est-à-dire à reconnaître
que certaines maladies ont leur source dans l'altération du sang. Le célèbre Hunter avait démontré que *le sang est susceptible d'actions morbides
aussi bien que les solides*. Dans ces derniers temps
M. Piorry a reconnu plusieurs états maladifs du
sang, et il appelle *hémite* l'inflammation de ce
fluide. On voit, par ces seules réflexions, le rôle
important que le sang peut jouer dans les affections de la peau, et conséquemment l'importance
des traitements ayant pour base un remède destiné à effectuer la dépuration de cette précieuse
humeur.

Il est reconnu que l'abus du mercure produit
souvent un genre d'affections cutanées, auquel on
a donné le nom d'hydrargyrie ; mot qui en indique la cause.

Ce point établi, pourquoi n'admettrait-on pas
que la bile, le lait, la semence, en un mot toutes
les humeurs récrémentitielles, peuvent, dans des
circonstances données, modifier le sang de manière à produire des phénomènes divers, non-seulement suivant la nature du principe modificateur,
mais encore suivant la partie qui en reçoit l'impression, de manière à produire tantôt des maladies cutanées, tantôt la goutte ou le rhumatisme,
tantôt des palpitations, des spasmes, etc ?

Cette opinion est pour moi une de mes principales croyances en médecine ; je la reproduirai
souvent.

Parmi les dénominations qui ont été trouvées impropres, et qu'on a rejetées du langage médical, il en est beaucoup qui ont un sens mal compris, et qui demandent à être remises en faveur : telle est, par exemple, une partie de celles qui appartiennent à la doctrine de l'altération des humeurs.

Lorsqu'on parle du vice des humeurs, on ne doit pas sans doute entendre par là un corps hétérogène, à base déterminée, étranger aux principes constituants de l'économie, susceptible d'exister dans le sang, et de produire toujours des maladies identiques, en raison de la nature particulière de ce même principe.

Ce n'est pas un être palpable, qui peut être soumis à l'analyse matérielle des laboratoires.

L'aptitude à l'altération des humeurs est une disposition organique plus ou moins transitoire, dépendante des aberrations qui peuvent survenir dans l'exercice des fonctions vitales, disposition à laquelle prennent part, dans un ordre et à un degré différent, les principaux systèmes de l'économie animale : de là des changements dans la nature de nos diverses humeurs, apportant au sang un principe susceptible de modifier l'organisme ; ce qui constitue les différentes diathèses d'où naissent la plupart des maladies, et principalement les affections chroniques.

Chaque diathèse constitue un vice d'organisme qui prédispose à la maladie. Pour rendre l'idée que j'attache à cette disposition de l'économie, je dirai que je regarde la diathèse comme l'aptitude à la maladie, et la maladie comme l'effet du vice humoral produit par la diathèse.

Affections chroniques.

Beaucoup de maladies résistent aux traitements ordinaires, et l'on doit au hasard et aux remèdes les plus simples des cures que l'on n'aurait jamais obtenues par tout l'arsenal des grands moyens pharmaceutiques. Chaque fois qu'un médecin ne guérit pas et ne produit même pas de soulagement dans un laps de temps, on doit présumer que la maladie est au-dessus de sa science, et il faut changer de médecin s'il ne change pas de système. Nous savons que toutes les affections ne sont pas curables; cependant, chaque fois qu'il n'y a pas altération profonde dans un organe important, on peut espérer guérir, en rétablissant l'harmonie générale. L'homme s'éteint, parce que le sang n'a plus les qualités pour animer les organes : *sanguis est anima.* Il faut donc chercher à le préserver de toute altération morbifique, et c'est en régénérant la masse des liquides qui entrent dans sa composition qu'on peut rétablir l'équilibre dans le corps humain ; c'est en suivant cette marche qu'on peut raisonnablement espérer de guérir une infinité de maladies que l'on regardait jadis comme incurables.

Les maladies modifient l'homme, comme les passions altèrent les traits de son visage ; mais les physionomies restent les mêmes dans l'un et l'autre cas, et il s'agit moins de remédier aux symptômes produits qu'à la cause dont ils dépendent; ainsi nous allons voir qu'une seule cause peut produire toutes les maladies, selon l'individu qui y sera exposé ; mais le traitement doit toujours être le même quand la cause est identique. C'est pourquoi nous grouperons dans un même cadre une infinité de maladies qui. semblent n'avoir aucune connexion entre elles, et qui, provenant de l'altéra'ion des humeurs, sont guéries par les mêmes moyens dépuratifs.

GALE. — *Définition.* Irritation cutanée chronique, non susceptible de guérison spontanée, et consistant dans une irruption de boutons·très-contagieux qui se convertissent en pustules. — SIÈGE. La gale peut affecter toutes les parties de la peau ; rarement le visage, excepté chez les enfants ; le plus souvent l'intervalle des doigts, les poignets, la face interne des avant-bras, et généralement les plis de toutes les articulations, surtout ceux des jarrets et des aisselles. — *Traitement.* On est sûr de guérir radicalement toutes les suites de gale en faisant usage de tisanes dépuratives de bardane ou de fumeterre. Une excellente pratique consiste à les édulcorer avec le Rob de Boyveau, et l'on obtient ainsi des résultats importants. Cette association du Rob et d'une tisane appropriée sert à maintenir la tolérance des voies digestives pendant le cours du traitement. Ensuite, il faut abaisser les doses du Rob, ou les suspendre même pendant deux ou trois jours . l'économie reste toujours sous l'influence du remède, puisque le Rob est alors réparti dans la circulation, dans la proportion voulue, et en rapport avec l'état actuel du malade. On prend aussi quelques bains d'eau ordinaire, pour la gale nouvelle, en se frottant en même temps avec vingt grammes de cérat fortement soufré. On doit également employer cette pommade pour les pustules, démangeaisons, etc., provenant même d'anciennes gales mal guéries.

Le prurit a son siége dans la pustule même; il est violent, parfois agréable, le plus souvent très-incommode. Il est plus intense dans les pustules petites et rares, que dans les grosses et les agglomérées; il augmente par tout stimulant de la circulation, comme épices, café, spiritueux, exercice, chaleur extérieure ou celle du lit, etc... La gale ne guérit jamais spontanément : elle se soutient souvent à un degré modéré; mais quelquefois la peau en est couverte, et elle fait de grands progrès, soit par l'intensité du principe contagieux, soit par la malpropreté ou par l'ancienneté de la maladie : alors gerçures, excoriations et ulcérations de la peau qui se hérisse de productions crustacées; prurit convulsif et insomnie d'abord avec une sorte de fièvre d'irritation marquée par la dureté et l'élévation du pouls, puis avec dérangement des fonctions; fièvre lente, quelquefois toux et affection des glandes lymphatiques; enfin, dépérissement extrême...

Quand les gales intenses et anciennes sont supprimées trop promptement, soit par les applications répercussives, soit par tout autre traitement extérieur, elles sont sujettes à produire des désordres intérieurs, par le danger de la rentrée d'un virus particulier dans la masse des humeurs, et par celui du transport à l'intérieur des sérosités lymphatiques qu'appelait vers la peau l'irritation qu'on a supprimée; car les téguments, alors couverts d'une multitude de boutons, font l'office d'un vaste exutoire dont la suppression peut entraîner de fâcheuses conséquences. Lorsque cet exutoire est considérable et ancien, les désordres métastatiques sont, le plus souvent, des fièvres de mauvais caractère, des céphalalgies, des vertiges, un état comateux, la paralysie, les palpitations, l'hépatite, l'ictère, les coliques et autres névroses, la diarrhée; quelquefois des hydropisies et la phthisie pulmonaire, etc. — *Terminaison.* Presque toujours *par la santé*, artificiellement peut-être, jamais spontanément. — Souvent *par des dartres*, après un traitement intempestif, ou bien, par les progrès d'une gale ancienne croûteuse et purulente, le dépérissement, la fièvre hectique, la phthisie pulmonaire, des hydropisies, des cachexies, des ulcérations cancéreuses, etc. Ainsi donc, quand un malade est atteint de ces affections chroniques, qui sont l'écueil des remèdes ordinaires, s'il a eu des maladies de peau mal guéries, il devra toujours avoir recours au Rob de Boyveau, continué longtemps et repris deux ou trois printemps de suite.

TEIGNE. — *Définition.* C'est une irritation cutanée chronique qui se développe presque exclusivement au cuir chevelu, le plus ordinairement depuis la naissance jusqu'à la puberté. — SIÈGE. La teigne paraît avoir son siége primitif dans le tissu réticulaire cutané, et affecter ensuite le corion et les autres tissus du système de la peau. Plusieurs ont cru que la teigne était quelquefois *symptomatique* des scrofules, de la syphilis; et l'on rejette peut-être trop légèrement aujourd'hui cette opinion. — *Mode de propagation*. Cette maladie est *héréditaire*, à moins qu'elle ne soit quelquefois *endémique* dans les lieux bas et humides ; jamais *épidémique*, souvent *contagieuse*. — *Symptômes. Locaux*. Prurit plus ou moins violent au cuir chevelu, qui s'enflamme dans certains points de sa surface. Quelquefois les glandes cervicales ou occipitales se gonflent et sont douloureuses au contact. — *Traitement*. Même traitement que pour les dartres, dont elle diffère peu, puisqu'on distingue de même des teignes muqueuses, croûteuses, furfuracées, etc.; c'est un principe qu'il faut ôter du sang, en suivant le traitement, et en faisant usage localement de cérat soufré. Il est donc ridicule de croire qu'il soit dangereux d'y remédier, et plus ridicule encore de penser que la calotte et les pommades seules puissent la guérir, puisque ces moyens n'agissent que comme remèdes externes, et qu'il est indispensable de purifier la masse du sang. Quand les enfants ont des humeurs héréditaires, on peut sans inconvénient leur donner deux ou trois cuillers à café de Rob de Boyveau, qui, ne contenant aucune substance métallique, est un dépuratif exempt de tout inconvénient.

CLOUS, ÉRYSIPÈLE. — Ces deux affections sont le cachet d'un sang acrimonieux. En effet, un furoncle est toujours suivi d'une légion de boutons incommodes et d'abcès douloureux. L'érysipèle semble n'attaquer que la peau, mais son principe est intérieur. En effet, nous le voyons reparaître périodiquement, changer de place, de forme; et,

Protée nouveau, c'est en vain qu'on voudrait lui opposer des moyens externes, à cause de sa mobilité, et tout le monde connaît les dangers de ceux qui se portent à la figure, qui occasionnent si souvent la fièvre cérébrale, dont est mort le célèbre professeur Béclard. Le traitement le plus rationnel est d'employer le Rob de Boyveau deux ou trois printemps de suite, pour prévenir les accidents que nous venons d'énumérer. On doit aussi l'employer dans la période de ces maladies, quand il n'y a pas de fièvre.

ABCÈS, PLAIES. — *Gangrène*. *Abcès*. Privation de la vie avec solution de continuité dans une partie ou dans la totalité d'un organe.

Causes. L'application des acides, des alcalis concentrés et de certains sels sur les parties vivantes; les ligatures, la compression, la contusion, l'occlusion spontanée des gros vaisseaux, les contusions des nerfs et de la moelle rachidienne, la congélation et la brûlure, l'excès ou la malignité de la cause d'inflammation, les plaies, les fractures, les luxations, la pression longtemps continuée sur une partie, l'infiltration de l'urine et des matières fécales dans le tissu cellulaire, leur contact longtemps prolongé avec les téguments; les fièvres de mauvais caractère, le scorbut, la variole confluente, la vieillesse, la mauvaise nourriture, et particulièrement de seigle *ergoté*, les affections tristes.

Symptômes. Sensation de douleur vive et de chaleur ardente, ou diminution de la sensibilité et de la chaleur avec sentiment d'engourdissement; la partie affectée devient d'une couleur pâle, cendrée, livide, marbrée, noire; elle se couvre de phlyctènes remplies d'un liquide ichoreux et rougeâtre; elle répand une odeur particulière (*gangrène humide*). D'autres fois, la portion gangrenée est dure, noire (*gangrène sèche*). On appelle *escarre* la gangrène de la peau; *sphacèle*, celle de toute l'épaisseur d'un membre. Dans celle-ci, il y a insomnie, petitesse du pouls, sueur froide et gluante, syncope, délire, coma, mort si la gangrène ne se borne pas. Si la gangrène se borne, il s'établit, entre la partie morte et la partie vivante, un cercle de bon augure; et, quand la gangrène ne fait que commencer, ses progrès sont promptement bornés par l'usage du Rob de Boyveau; et, dans tous les ulcères de mauvaise nature, son emploi prévient toujours la gangrène en hâtant la cicatrisation des parties malades.

ULCÈRES RONGEANTS. — *Cancer*, *Ulcère*. Mal d'un aspect hideux, rongeant, à bords ridés, renversés et douloureux, à surface inégale, de couleur cendrée, livide ou noire; chaleur brûlante, douleur lancinante avec écoulement d'une sanie noire, fétide et âcre; vaisseaux voisins gonflés et saignant facilement.

Causes. Il affecte plus particulièrement les femmes à l'époque de l'âge critique; rarement commence-t-il avant. La contusion des différentes glandes, et peut-être une disposition particulière de l'individu, désignée par quelques auteurs sous le nom de diathèse cancéreuse, y donnent lieu. Le nez, les testicules, le col de matrice et les seins chez la femme, en sont le siége ordinaire.

SYMPTÔMES. D'abord éruption d'un genre particulier ; ulcération ou tumeur dure, indolente, circonscrite, sans changement de couleur à la peau, (*squirrhe*); ensuite douleur lancinante, chaleur ardente de la partie, formation d'un ulcère douloureux à bords durs, ridés et renversés, à fond inégal, fongueux et livide, laissant écouler un ichor fétide, saignant facilement, et qui tend à s'élargir; état variqueux des vaisseaux voisins; couleur jaune et plombée de la face; amaigrissement, fièvre hectique, mort au milieu de souffrances horribles.

Les ulcères rongeants résistent souvent aux traitements les plus habiles et les mieux dirigés. Lorsqu'ils sont ainsi rebelles aux médications ordinaires, on ne peut se refuser à en déduire cette conséquence : c'est que la guérison ne saurait s'opérer par l'action d'un médicament isolé, quel qu'il soit. Le Rob de Boyveau obtient, dans ce cas, des succès remarquables. Nous invoquons, à cet égard, l'authenticité des faits : là où les explications sont muettes, les faits seuls doivent parler. On verra à la fin de ce manuel quel est le mode de prescription à suivre pour l'emploi du Rob.

ÉCROUELLES, HUMEURS FROIDES. — SCROFULEUX, BOSSUS. — *Causes prédisposantes.* L'habitation dans des gorges de montagnes, des lieux marécageux, l'allaitement par une nourrice enceinte, l'usage de la bouillie dans l'âge tendre, un vice vénérien héréditaire, les suites de maladies cutanées, l'âge de puberté ou d'adolescence dans leur révolution, déterminent cette maladie.

1re PÉRIODE. Tuméfaction des glandes du cou, de l'aisselle, des autres parties du corps; duretés et formes irrégulières, contractées par les glandes, signes d'une excitation générale suivie d'atonie.

2e PÉRIODE. Action vitale des glandes détermi- née par l'accroissement du corps, ou une excitation artificielle; rougeur, chaleur locale, augmentation de la sensibilité des glandes, accélération du pouls, résolution des tumeurs, ou leur conversion en abcès.

3e PÉRIODE. — Lorsque la résolution ou la sup- puration n'a pas lieu, l'état de squirrhe succède, de même que la carnification; les ulcères devien- nent fongueux, s'étendent aux parties voisines; carie des os, fièvre lente, phthisie, carreau.

C'est du vice scrofuleux que dépendent les dif- formités de la taille et des pieds, ramollissement des os, jambes torses, grosseur des articula- tions, etc.

Les écrouelles peuvent se compliquer avec la teigne, la gale, le scorbut, les dartres, la syphilis, le rachitis, le vice cancéreux.

Les scrofules dépendent toujours d'un vice in- terne. Le système lymphatique domine alors avec une telle exagération, que les scrofuleux ont, en quelque sorte, tout le système abreuvé de lymphe, laquelle se déprave forcément par son excès. L'effet du Rob de Boyveau consiste à rendre au système sanguin la suprématie qu'il a perdue, à restituer au sang sa richesse, en éliminant, à l'aide d'une dépuration générale, les sucs lymphatiques viciés, et on l'a vu réussir dans maintes circon- stances où les autres médications avaient échoué.

Maladies des femmes.

FLEURS BLANCHES, ULCÈRES. — La cause de cette incommodité est ordinairement inconnue.

Des irritations fréquentes, l'abus des plaisirs, quelques coups reçus dans la région de la matrice, une mauvaise manœuvre dans l'accouchement, peuvent aussi déterminer la cause d'un ulcère à la matrice.

Écoulement constitutionnel; langueur, pâleur générale, sentiment de tiraillement dans l'estomac, perte de l'appétit, lenteur dans les mouvements, quelquefois sentiment de douleur dans la région du bas-ventre, abaissement de la matrice, ardeur dans l'intérieur du vagin, écoulement, tantôt séreux, limpide; tantôt jaunâtre, verdâtre, avec plus ou moins de consistance, et avec plus ou moins de démangeaison. Cet écoulement, si on n'y fait aucune attention, peut donner lieu à des fausses couches, engorgements, chutes de matrice, cancers, ulcères. Il faut s'empresser de prendre du Rob de Boyveau, et les fleurs blanches disparaîtront. On se lave ensuite avec de l'eau saturnée; mais il est toujours dangereux d'y recourir avant l'emploi du Rob.

DES MALADIES LAITEUSES. — Malheureusement, il existe encore tant de préjugés, que beaucoup de femmes, au lieu de suivre les lois de la nature et de se purger après leurs couches, emploient divers moyens pour supprimer leur lait;

des taches à la peau , des accidents nerveux, des dartres, des fleurs blanches, des ulcères, des cancers au sein, un âge critique orageux, des maladies de poitrine , une vieillesse précoce et anticipée , telles sont les conséquences ordinaires des imprudences commises au moment des couches ; c'est surtout pour la guérison de ces diverses sortes de maladies que le Rob de Boyveau est spécialement conseillé ; en purifiant le sang, il régénère les humeurs, et a rendu à la santé des malheureuses qui, souvent victimes de leur amour maternel, n'avaient devant les yeux que la perspective d'une vie remplie de souffrances mille fois pires que la mort.

AGE CRITIQUE. — La puberté chez la femme est souvent très-orageuse ; des convulsions, l'amaigrissement, des jaunisses, des diarrhées rebelles , des coliques, des inflammations du bas-ventre et quelquefois la mort, sont la suite de la crise qui s'opère à cette époque.

Plus tard, mille incommodités signalent encore la saison du jeune âge ; c'est au prix des plus cruelles douleurs qu'elle achète le doux titre de mère ; et lorsqu'elle perd les attributions de son sexe, il semble que la prolongation de son existence ne soit qu'un brevet d'infirmités. Ainsi chaque période de la vie est marquée chez le beau sexe par une révolution plus ou moins orageuse dans tout son être. L'âge critique s'annonce par des irrégularités dans les mois, douleurs dans les reins, sueurs, fatigues, bourdonnements d'oreilles, malaise général. Alors, si on n'y remédie pas convenablement, se développe l'effrayant tableau des

maladies produites par le retour d'âge, qui mois-
sonne tant de victimes, surtout dans les grandes
villes, ou qui cause mille accidents divers, tous
plus à redouter les uns que les autres, tandis qu'on
peut affaiblir la transition par le Rob de Boyveau,
dont il faut user aussitôt qu'on éprouve quelques
variations dans les mois, afin de purifier le sang,
qui ne doit plus avoir d'issue naturelle.

Maladies du système nerveux et sanguin.

COUP DE SANG, APOPLEXIE. — Le coup de
sang est le premier degré de l'apoplexie. Les causes
qui disposent à cette affection sont une tête trop
volumineuse ou trop petite relativement au reste
du corps; un cou court; l'hiver, une saison froide
et humide, les excès de table ou du coït, une vie
inactive, les chagrins, la contention d'esprit, les
affections vives de l'âme, un accès de colère, l'épilepsie, la grossesse, les vêtements trop serrés autour du cou, les efforts pour accoucher, pour aller
à la selle, pour vomir, uriner, tousser, etc., l'impression subite du froid, l'usage des narcotiques,
l'anévrisme actif du cœur, les coups, les chutes sur
la tête.

Symptômes. Cette affection a lieu ordinairement
d'une manière brusque; les symptômes marchent
rapidement, et parviennent en peu d'instants au
plus haut degré d'intensité; quelquefois elle est
précédée de pesanteur de tête, de tintements d'o-
reilles, de somnolence, de bégaiement accidentel,
de vertiges, de battements des artères du cou,

d'engourdissement des extrémités, de légers mouvements convulsifs, de l'affaiblissement ou de la perte de l'un des sens. 1° Si l'épanchement est peu considérable, on ne remarque que de l'étourdissement suivi d'affaiblissement dans les sensations, d'une légère distorsion de la bouche, d'embarras dans la parole, et de diminution dans la sensibilité et la contractibilité d'une partie ou de la moitié du corps (apoplexie *faible* ou *imparfaite*). 2° Si le sang est épanché en plus grande quantité, il y a chute, si l'individu est debout, accompagnée d'une diminution notable ou abolition complète des sensations, de stupeur, d'un état comateux, d'hémiplégie plus ou moins complète, qui a ordinairement lieu du côté opposé à l'épanchement, avec un pouls d'abord fort et développé, ensuite petit, irrégulier; si la terminaison doit être fâcheuse, la face est ordinairement rouge et la respiration stertoreuse (apoplexie *forte* ou *violente*). 3° Enfin, si la quantité de sang épanché est assez considérable pour comprimer fortement et instantanément les deux hémisphères du cerveau, il y a chute et mort sur-le-champ (apoplexie *foudroyante*).

D'après la description de l'apoplexie, on voit qu'il est plus facile de la prévenir que de la guérir. Il faut dans ce cas modifier graduellement le mode de constitution des personnes disposées à l'apoplexie; ce que ne sauraient faire à coup sûr sur les remèdes qui agissent instantanément, tels que la saignée. D'ailleurs, ces moyens ont de graves inconvénients; ils exigent la répétition de remèdes excessivement limités, et bientôt dangereux si on récidive. La méthode employée alors pour l'administration du rob de Boyveau est aussi sûre qu'efficace dans ses effets. On doit prendre ce remède *au printemps et à l'automne*, époques des pléthores ; on associe quelquefois le Rob à l'eau de Sedlitz, ou à une tisane appropriée. On obtient des purgations spéciales qui équilibrent les humeurs, et enlèvent au sang son surcroît d'activité.

PALPITATIONS, ASTHME. Ces maladies proviennent d'une irritation nerveuse du cœur ou des poumons ; elles sont presque toujours le résultat de syphilis, de dartres négligées, d'excès de travail, chagrins concentrés, fatigues de guerre, etc. Dans ces cas on éprouvera un soulagement marqué par le Rob Boyveau, et son usage continué peut en opérer la guérison en ramenant l'ordre et l'harmonie dans toutes les fonctions vitales.

GOUTTE, RHUMATISME. *Causes prédisposantes*. Le rhumatisme est le premier degré de la sciatique et de la goutte. Une constitution forte et robuste, une vie sédentaire et inactive, une nourriture succulente, l'usage peu modéré des liqueurs fermentées, l'abus des plaisirs énervants, une grande application à l'étude, les veilles prolongées, un changement brusque dans la manière de vivre, en sont les causes.

Symptômes. Douleur qui survient brusquement dans quelques-unes des articulations des pieds, qui augmente par degrés jusqu'à une grande intensité, et qui ensuite se calme à mesure que la partie se

gonfle et devient rouge ; retour de cette affection
à un moindre degré pendant plusieurs jours ; puis
intervalles plus ou moins longs entre les attaques,
suivant qu'elle est invétérée ou récente. Le rhumatisme et la goutte sont un des premiers degrés
de la paralysie des membres ; il importe donc d'y
remédier en régénérant complétement la masse du
sang ; il faut peu manger, et suivre un traitement
dépuratif selon nos conseils par l'emploi du Rob de
Boyveau.

CONVULSIONS , NÉVRALGIE. Les convulsions, attaques de nerfs, sont quelquefois le premier degré de l'épilepsie : celle-ci est une affection
caractérisée par des attaques plus ou moins rapprochées, ordinairement brusques, avec chute rapide, perte de sentiment, convulsions plus ou
moins fortes, bouche écumeuse.

Symptômes. Attaque souvent brusque , quelquefois précédée de malaise, de vertiges, d'assoupis-
sement, d'une sensation particulière qui se porte
vers la tête (*aura epileptica*); perte totale du sentiment, chute rapide, distorsion des yeux quelquefois roulant dans leurs orbites, renversement du
corps en arrière ; convulsions des membres, qui
affectent des positions variées, impossibles à prendre dans l'état de santé : les pouces sont dans l'ad-
duction et fortement serrés contre la paume des
mains ; claquement et grincement des dents ; gonflement successif de l'abdomen, de la poitrine et
du cou ; visage rouge, pourpre, violet ; bouche écu-
mante ; respiration stertoreuse, pouls irrégulier et
accéléré ; nul souvenir de ce qui s'est passé, après

l'attaque, qui dure ordinairement de dix à trente minutes, et dont le retour est régulier ou irrégulier, rare ou fréquent.

Inflammation des membranes muqueuses.

RHUME, IRRITATION DE POITRINE. Inflammation du tissu des poumons et de leurs membranes.

Causes. L'hiver et le printemps, l'âge adulte, le tempérament sanguin, les exercices violents des poumons, la course, la danse, la lutte, le chant, les cris, l'équitation contre le vent, l'impression d'un air froid, les boissons à la glace, les écarts de régime, les passions vives. Cette affection règne quelquefois épidémiquement, souvent causée par les virus dartreux ou syphilitique.

Symptômes de la fluxion de poitrine. Frisson violent, suivi de chaleur, ardeur et douleur fixe, souvent obscure, dans un des côtés de la poitrine; quelquefois cette douleur manque; oppression, respiration petite et fréquente, toux, expectoration de crachats visqueux, transparents, sanguinolents, quelquefois rouillés et verdâtres; les sons sont plus ou moins rendus par la percussion, d'abord sorte de crépitation perçue par le stéthoscope, ensuite absence du frémissement respiratoire, rougeur de la pommette du côté affecté, céphalalgie, pouls fréquent et dur, peau chaude, soif, urines rouges, quelquefois face très-animée.

La marche de la pneumonie aiguë est rapide ;

sa durée est d'une à trois semaines ; elle se termine par la *résolution* annoncée, 1° par l'expectoration libre et abondante de crachats blancs et opaques ; 2° par des sueurs abondantes ; 5° par des urines copieuses à sédiment d'abord rouge, ensuite blanchâtre ; 4° par de la diarrhée ; 5° par une hémorrhagie ; 6° quelquefois enfin par une éruption.

Symptômes de la pneumonie chronique (pulmonie). Douleur obscure ou nulle ; son mat rendu par la percussion, absence du frémissement respiratoire ; oppression faible, augmentant par l'exercice et après le repas ; toux sèche ou humide avec expectoration de crachats clairs, visqueux ; soif, dépérissement successif, fièvre continue avec paroxysmes et sueurs nocturnes ; gonflement des membres abdominaux.

Traitement de la fluxion aiguë. Saignées plus ou moins répétées, sangsues, ventouses sur le point douloureux ; sinapismes aux pieds, boissons et potions adoucissantes, lavements émollients ou laxatifs, quelquefois opiacés et expectorants ; repos, silence et diète absolue.

La pulmonie provient souvent d'une dégénérescence des humeurs ; ce que démontrent les tubercules qui envahissent alors les poumons. On peut employer en toute sécurité le Rob de Boyveau, à doses spéciales. Des auteurs très-recommandables ont préconisé les purgatifs dans la phthisie pulmonaire, par des raisons analogues à celle que nous venons de donner. En administrant méthodiquement le Rob de Boyveau, on est assuré au moins de ne jamais rien compromettre. En admettant même qu'on agît dans ce cas par voie d'expé-

rimentation, les chances qu'on a déjà obtenues jus-
tifient celles qu'on peut tenter encore.

CATARRHE DE VESSIE, GRAVELLE. La gravelle est le premier degré de la pierre, maladie
effrayante et si souvent mortelle. Le premier degré est un dépôt briqueté au fond des urines, ou
une humeur épaisse et glaireuse ; quelquefois apparition d'un petit calcul. Cette maladie est surtout commune chez les gens de bureau, les personnes tristes, qui ont eu de longs chagrins, et elle
est souvent produite par une continence trop pro-
longée des urines. Le traitement par la méthode
végétale, selon nos formules, dissout les humeurs,
rend les urines limpides, et préserve des suites
épouvantables de la gravelle.

Dans la strangurie, on a de continuelles envies,
et l'on ne peut rendre l'urine que goutte à goutte,
avec de grandes douleurs ; dans la dysurie, l'urine
coule avec beaucoup de peine, mais l'envie de
pisser cesse lorsque la vessie est déchargée ; ces
deux états se rencontrent souvent ensemble, ou
se succèdent l'un à l'autre. Cette affection est
souvent la conséquence des maladies de peau ré-
percutées, et surtout de syphilis négligées ; on doit
donc s'empresser de boire une tisane légère de
graine de lin ou de semences de concombre en y
ajoutant l'emploi méthodique du Rob de Boyveau.
Cinq ou six mois de ce traitement suffisent pour
une guérison radicale.

Inflammation des membranes séreuses.

HYDROPISIE ET HYDROCÈLE. — *Symptômes.*
Les signes d'une hydropisie, qui a son siége dans
la cavité du ventre tapissée par le péritoine, sont
une tuméfaction plus ou moins grande de l'abdomen, selon la quantité du fluide épanché; elle
commence par la région suspubienne, s'accroît
d'une manière égale et uniforme, de sorte que le
ventre conserve une forme régulière. Cette disten-
sion s'accroît selon que le malade se tient ou debout
ou sur son séant; fluctuation d'un liquide facile
à sentir, lorsque, appliquant sa main sur le ventre,
on donne une secousse du côté opposé; forme
ovale et allongée de l'abdomen : lorsque l'épanchement est extrême, tympanite, infiltration des
membres abdominaux ou des parties extérieures
de la génération. L'hydropisie peut être compli-
quée de la lésion d'un viscère : alors elle est
enkystée; il y a tuméfaction partielle et graduée
qui commence dans l'un des hypocondres, avec
un sentiment de tension et de douleurs obtuses
dans la partie; ses progrès sont plus lents que
ceux de l'ascite, en donnant une forme inégale et
irrégulière aux parties du ventre qu'elle occupe;
respiration moins affectée que dans l'ascite en
marchant ou en montant; peu d'altération dans
l'appétit; la face ni pâle ni bouffie, excepté dans
les derniers temps de la maladie.

L'hydrocèle est une hydropisie partielle des
bourses avec gonflement plus ou moins lent; cette

maladie est souvent la suite des coups, chutes, gonorrhées rebelles, etc.

Pour l'hydrocèle, on doit appliquer des cataplasmes de farine de riz, et ensuite des emplâtres de ciguë ou de savon. Même traitement que l'hydropisie pour les remèdes internes.

Dans l'hydropisie et l'hydrocèle, il y a altération du sang et des humeurs. L'hydropisie fut regardée longtemps comme incurable ; car la ponction ne fait souvent que hâter la fin du malade, tandis qu'en purifiant les liquides qui circulent dans les vaisseaux, on peut raisonnablement espérer une guérison radicale. Ce raisonnement a été sanctionné par l'expérience ; aussi une foule de médecins ont-ils essayé, même avant nous, de remédier à cette maladie par le Rob de Boyveau, et leurs essais ont dépassé leurs espérances.

Observations de guérisons recueillies dans la pratique du docteur Giraudeau de Saint-Gervais avant qu'il prescrivît le Rob de Boyveau-Laffecteur et qu'il en connût la composition (1).

Deux des enfants de M. B***, âgés d'environ huit à dix ans, étaient atteints, depuis environ quatre à cinq ans, de dartres sur différentes parties du corps : ils ont subi plusieurs traitements et fait usage de bains et eaux thermales de tous nos établissements ; ces moyens ont été infructueux. L'emploi en deux mois du traitement antidartreux prescrit par M. le docteur Giraudeau de

(1) M. Giraudeau déclare que, dans des cas semblables, il n'hésitera pas à conseiller le Rob Boyveau.

Saint-Gervais a suffi à la complète dépuration de cette maladie chez un enfant, et l'autre continue encore le traitement; mais j'espère annoncer, avant un mois, une observation aussi satisfaisante que la précédente sur sa guérison (ce qui a eu lieu effectivement).

M. L*** était atteint, depuis environ six ans, de maux de tête affreux, ainsi que de douleurs dans presque toutes les parties du corps, avec insomnie; le tout provenant d'une maladie ancienne, mal traitée d'abord, et ensuite combattue par les mercuriaux, qui n'ont fait que l'aggraver. L'usage de la méthode prescrite par M. Giraudeau de Saint-Gervais, ainsi que des bains de Barréges, ont suffi à l'entière guérison de cette maladie. M. L*** continue encore, par précaution, l'emploi du traitement qui lui a été prescrit.

M. P*** avait, depuis trois ans, une dartre vive entre les cuisses et sur les parties génitales; ayant fait plusieurs traitements sans aucun fruit, il vint me demander conseil sur la méthode végétale de M. le docteur Giraudeau de Saint-Gervais; et un mois de traitement de ce médecin a suffi à son entière guérison. Il continua cependant encore pendant quinze jours le traitement, en faisant usage en même temps des bains de Barréges, afin de prévenir le retour de cette maladie.

En foi de quoi j'ai délivré la présente déclaration.

Signé : BOURRIOT, pharmacien.

Vu pour la légalisation.

Le maire absent : l'adjoint, signé : PACEAU.

Je ne peux passer sous silence une cure radicale
opérée par les soins de M. le docteur Giraudeau
chez un sujet d'environ cinquante ans, ancien
militaire, qui plusieurs fois avait eu complication
de syphilis et de gale, plutôt palliées que guéries
dans les hôpitaux ; il lui était resté une peau
squammeuse et une démangeaison insupportable :
deux mois de traitement et un régime convenable
ont fait tout disparaître ; il a dans ce moment la
peau aussi douce au toucher qu'un enfant, et ne
souffre plus.

Signé : ROSSIGNOL, pharmacien à Blois.
Vu pour légalisation,

A la mairie de Blois.

M. S***, gentilhomme anglais, pour une dartre
qu'il conservait depuis près de dix ans, se décida
à faire usage du traitement prescrit par le docteur
Giraudeau de Saint-Gervais, auquel il avait confiance, vu les cures merveilleuses qu'il opère
journellement : vingt-cinq jours à peu près ont
suffi à sa guérison.

Signé : DECAMPS, pharmacien à Saint-Omer.
Vu pour légalisation :

Pour le maire, signé : LEFÈVRE, adjoint.

M. Lech...., atteint de dartres situées aux articulations, ayant tout employé jusqu'alors pour se
débarrasser de cette terrible affection, demanda
conseil à un médecin sur ce qu'il pensait de M. le
docteur Giraudeau de Saint-Gervais, et s'il croyait
que ses conseils pouvaient être avantageux dans
sa position ; d'après son adhésion, il fit le traite-

ment en septembre, et la réussite fut au delà de son espérance.

Signé : VOITURET, pharmacien à Dijon,
rue de Condé.

Vu pour légalisation. Le maire de la ville de Dijon,

Signé : VILLEDIEU DE FORET.

Madame du P***, âgée d'environ cinquante ans, vit tout à coup se développer chez elle, et dans différentes parties du corps, notamment sur la face antérieure des jambes, et derrière les oreilles, des dartres squammo-furfuracées assez intenses ; elle fit usage du traitement prescrit par M. Giraudeau de Saint-Gervais, en seconda l'effet par des lotions et un régime approprié, et, dans assez peu de temps, elle en fut débarrassée.

Signé : FLEURY, pharmacien.

Vu pour légalisation, en mairie, à Rennes.

Signé : TOURQUETY, adjoint.

Je soussigné certifie que madame D***, attaquée depuis huit ans d'une dartre furfuracée, ayant subi plusieurs traitements sulfureux, mercuriels et applications résineuses, vient d'obtenir une guérison complète par les conseils du docteur Giraudeau.

Signé : MARCHARD.

Vu par nous, maire de la ville de Lille, pour légalisation.

Signé : Le comte DE MUYSSANT.

Mademoiselle La G***, atteinte d'une large dartre au menton, avec pustules, depuis environ quatre ans, et qui avait résisté à plusieurs traitements, a consenti à suivre les conseils du docteur Giraudeau, et elle a été débarrassée entièrement de ce fléau rongeur.

> Signé : PERRIN, pharmacien à Tarascon.
> Vu pour la légalisation. Pour le maire de Tarascon,
> Signé : MARLET, adjoint.

Le pharmacien soussigné certifie que M. le docteur Giraudeau de Saint-Gervais a radicalement guéri une dartre que M. A*** portait à la jambe droite depuis six ans. Cette guérison a été terminée dans l'espace de moins de soixante jours ; depuis un an, il n'est rien reparu.

> Signé : RICHELET, pharmacien à Vesoul.
> Vu pour la légalisation. Le maire de Vesoul.
> Signé : BAULMONT.

M. ***, ancien procureur général, ayant toujours mené une vie régulière, sans avoir jamais contracté aucune maladie contagieuse, était atteint d'une dartre vive aux ailes du nez. M. Albert l'avait traité pendant plus de six mois inutilement ; enfin il eut connaissance des cures opérées par la méthode prescrite par le docteur Giraudeau : il en fit usage, et, deux mois et demi après, tous les symptômes avaient cessé. Ses enfants, qui tous portaient le même vice dartreux, mais qui n'avaient que des dartres farineuses, furent soumis au même traitement, et, quelque temps après, toute la famille était débarrassée de cette affreuse maladie de peau.

M. Ch., officier de la garnison de Strasbourg,

affecté de douleurs rhumatismales qu'il ressentait dans toutes les parties de son corps, et alité depuis trois ans, a été soigné par des médecins et chirurgiens distingués, qui le traitèrent pour des dartres internes, et ne purent lui porter qu'un faible soulagement. Ce malade, toujours souffrant, et désespéré de son état, prit conseil auprès d'eux s'il pouvait user du traitement ordonné par le docteur Giraudeau de Saint-Gervais, ce qui fut approuvé. Le malade en fit usage, et au bout de six semaines il fut en état de se lever, et fut délivré de ses douleurs.

M. Wag..., habitant une petite ville de ce département, était incommodé de boutons dartreux qui couvraient une partie de son visage, et sa santé était très-altérée; il se fit longtemps traiter, mais sans succès; enfin, il fut informé des bienfaits que produisait la méthode prescrite par le docteur Giraudeau de Saint-Gervais : il en fit usage, et il guérit si bien, qu'il écrivit au dépositaire en ces termes :

« Monsieur, je ne saurais assez me louer du « bon effet que votre traitement a produit chez « moi; il a rendu le ton à ma santé, et je suis « mieux portant que jamais.

« Recevez l'expression de ma considération très- « distinguée, « WA... »

Un commerçant de Strasbourg portait depuis trente ans un polype dans la fosse nasale droite; il avait employé, pour la guérison, toutes sortes de remèdes, et même subi l'opération; mais tendance

du polype à repulluler ; il avait même repris tant
d'accroissement, qu'il obstruait le passage du nez,
et occasionnait au malade une odeur des plus féti-
des ; il chercha enfin à détruire la cause du mal, et
fit pour cela usage de la méthode ordonnée par le
docteur Giraudeau. Ce traitement lui procura, au
bout de quelques mois, une guérison radicale.

Les trois observations ci-dessus, transmises par
M. SCHEFFER, chirurgien.

Pour légalisation, à la mairie de Strasbourg,
Signé : DE KREMBRUGER.

M. C***, commune de ..., âgé de soixante-
dix ans, s'était exposé durant sa jeunesse, et même
dans un âge avancé, à toute espèce d'excès. Il avait
subi plusieurs traitements à l'aide du mercure ;
mais il n'avait jamais pu se débarrasser entièrement des symptômes alarmants qui ne lui prou-
vaient que trop que la cause en était due à cette
cruelle maladie. Il avait trois exostoses, une à la
jambe droite et deux au bras gauche, qui le rendaient presque impotent ; enfin, il avait à l'anus
une dartre vive qui se prolongeait sur la partie
latérale interne des deux cuisses. Il vint chez moi
le 16 mai, et je puis attester qu'après avoir suivi
les prescriptions du docteur de Saint-Gervais,
il était parfaitement guéri ; mais comme la saison
était belle, il a continué son traitement, pour plus
de sûreté, pendant un mois de plus. Aujourd'hui il
jouit d'une santé rare à son âge.

Signé : PONS.
Vu par nous, maire de la ville d'Agen :
Signé : CHAUDORD, adjoint.

M. B***, âgé de cinquante-cinq à soixante ans, d'une constitution forte, était affecté d'une dartre au bras depuis l'époque du siége de cette ville ; il avait consulté divers médecins et employé différents remèdes, qui n'avaient abouti qu'à le soulager momentanément. A chaque printemps surtout, ses souffrances augmentaient. C'est à cette époque de l'année passée qu'il se décida à suivre le traitement du docteur Giraudeau de Saint-Gervais, aidé des conseils du docteur F***. D'abord, la démangeaison n'en devint que plus vive et plus animée ; les bains de mauve, de réglisse et des cataplasmes furent employés avec succès pour la combattre, et peu à peu la méthode opéra son effet, et procura au malade une guérison parfaite et radicale. Depuis cette époque, j'ai vu M. B***, qui m'a dit se trouver parfaitement bien.

Signé : VERNET, pharmacien.

Vu par nous, maire de Lyon, pour légalisation.

Signé : BORNAY.

M. Duchêne, ex-charpentier, demeurant à Saule-lès-Rethel, presque octogénaire, était tourmenté d'une dartre depuis plusieurs années. Cette affection s'était principalement localisée sur les paupières et avait altéré la vue. Ayant eu connaissance du système dépuratif prescrit par le docteur Giraudeau de Saint-Gervais, de Paris, pour le traitement des maladies herpétiques, il en fit usage, et en peu de semaines il s'est trouvé guéri de cette maladie, qui l'avait beaucoup tourmenté et lui avait donné des inquiétudes sérieuses.

Signé : LORPHELIN, pharmacien.

4

M. Jouval Moucheron, menuisier-ébéniste de Rethel, âgé d'environ trente ans, était attaqué d'une dartre vive depuis plusieurs années. Ayant eu connaissance des effets du traitement ordonné par le docteur Giraudeau de Saint Gervais, de Paris, il en fit usage, et, aidé de quelques bains et de boissons dépuratives, il a été entièrement guéri.

Signé : LORPHELIN, pharmacien.

A M. GIRAUDEAU DE SAINT-GERVAIS.

Je profite de l'occasion de mon gendre, qui part pour Paris, pour vous témoigner ma reconnaissance. Depuis *trente ans* je suis malade; j'ai épuisé toutes les ressources de la médecine sans obtenir de soulagement, étant tourmenté nuit et jour. Le 25 août dernier, lassée, et ayant eu connaissance de votre méthode, je m'y suis soumise malgré la défense des médecins; et oui, monsieur, je vous dois mille remercîments, puisque je m'en porte bien mieux; mais, comme cette maladie est si ancienne, je crois qu'il faut continuer encore le traitement pendant quelque temps pour éviter une récidive.

Je suis avec une parfaite considération, etc.

Signé : V.

Nuits, ce 21...

Je soussigné, certifie que madame S***, demeurant à Bordeaux, atteinte de fleurs blanches qui l'indisposaient de la manière la plus désagréable, en a été complétement délivrée par les conseils du docteur Giraudeau. Pourquoi j'ai délivré le présent certificat pour servir et valoir ce que de raison.

Signé : MANCEL.

Vu pour légalisation de la signature de
M. Mancel.

Le commissaire de police, signé : MAREAU.

A M. GIRAUDEAU DE SAINT GERVAIS.

Je viens dans cette lettre, monsieur, vous faire part de la joie extrême que je ressens en ce moment-ci sur la prompte guérison qu'a opérée sur moi votre traitement, dont les effets m'ont radicalement détruit une maladie que n'avaient pu neutraliser tous les autres remèdes. Que de remercîments ne dois-je point vous faire! que d'obligations n'ai-je point à celui qui m'a rendu à la vie!

Recevez, monsieur, l'assurance de mon entier dévouement.

Signé : D***.

M. R***, ayant été attaqué d'une dartre furfuracée à la main droite, ensuite à la gauche, prit quelques dépuratifs et y joignit quelques purgatifs. Il garda le régime prescrit par M. le docteur Giraudeau, et dans deux mois il s'est trouvé débarrassé de cette dartre. Pour plus de sûreté, le printemps dernier il a encore suivi la méthode. La maladie n'a plus reparu, et il se porte parfaitement.

M. G***, ayant eu une rétention d'urine pendant deux mois, après diverses opérations qu'il a su-

bies, a employé le traitement de M. Giraudeau de
Saint-Gervais et pris quelques légers évacuants,
sans nuire pour cela à ses occupations journaliè-
res. Ce monsieur éprouva tous les jours du soulagement, et les urines sortirent plus facilement;
les ulcères et carnosités ont été détruites dans le
canal; il a uriné aussi bien que tout autre, sans
aucune douleur; il n'a suivi que pendant près de
trois mois le traitement du docteur Giraudeau de
Saint-Gervais.

M. J***, sergent-major d'artillerie du brick le...,
se présenta chez moi, il y a quelque temps, pour
suivre le traitement prescrit par le docteur Giraudeau de Saint-Gervais pour une gale rentrée depuis deux mois, ayant connu quelques-uns de ses
camarades qui avaient été guéris par ce traitement
de diverses maladies anciennes qu'ils avaient négligées. Il est venu m'annoncer, depuis quelques
jours, qu'il avait été guéri entièrement des démangeaisons qu'il ressentait depuis longtemps.

M. X***, voyageur pour une maison de commerce, avait eu une dartre vive et en suppuration
sur les cuisses et les jambes. Au printemps et à
l'automne, ses plaies se rouvraient constamment;
enfin, ayant suivi plusieurs traitements des doc-
teurs de divers pays par où il passait, et n'ayant
éprouvé aucun soulagement, il se décida à suivre
la méthode indiquée par le docteur Giraudeau de
Saint-Gervais; il y joignit quelques prescriptions
particulières pour sécher ses plaies, et quelques
bains sulfureux; ayant exactement suivi le régime

prescrit, il s'est trouvé débarrassé dans deux mois de cette affreuse maladie.

Enfin, toutes les cures merveilleuses que j'ai vu opérer par ce traitement, depuis six ans que je suis en correspondance avec ce docteur, me font certifier la vérité de ce que j'avance.

Signé : THUMIN, pharmacien, n° 46, rue de Rome.

Le commissaire de police de l'arrondissement de la Halle-Neuve certifie que le sieur THUMIN, pharmacien, qui a signé ci-dessus, est domicilié dans son arrondissement.

Signé : CHAMPERIN.

Observations extraites d'un ouvrage publié en 1836 par le docteur Giraudeau de Saint-Gervais. Toutes les guérisons ont eu lieu par des sirops dépuratifs analogues au Rob de Boyveau-Laffecteur, et nous pensons que ce remède doit parfaitement convenir dans des cas analogues.

DARTRE FURFURACÉE. — M. N*, négociant, se maria, en 1822, avec une femme jeune et belle, ayant toutes les apparences d'une santé parfaite. Lui-même n'avait jamais été malade. Après un an de mariage, ils eurent un enfant, qui mourut dans les premiers jours de sa naissance ; il en fut de même de deux autres qui naquirent quelques années plus tard. Ces enfants venaient à terme, mais tout leur corps était couvert d'excoriations, et des convulsions terminaient leur carrière en quelques heures. A la suite de la troisième couche, la mère fut atteinte d'une éruption générale, qui dura plus de deux mois ; en même temps il y eut augmentation de fleurs blanches, qui l'incommodaient même avant son mariage. Au moment où nous fûmes consulté, elle éprouvait des douleurs dans l'acte conjugal ; elle ressentait des pesanteurs au bas-ventre, et son linge était toujours taché par un écoulement sanguinolent. Effrayée de sa position, la jeune femme raconta que, dans son enfance, elle avait une espèce de teigne très-rebelle ; que, jusqu'à l'âge de quatorze ans, elle avait constamment éprouvé des dartres farineuses à la figure ; mais qu'elle n'y avait fait aucune attention, parce que sa mère, qui jouissait d'une bonne santé, en avait également. D'après ces divers renseignements, nous conseillâmes un traitement dépuratif, selon nos prescriptions, des injections de morelle et des demi-bains émollients. Ces moyens eurent un entier succès, car elle devint mère pour la quatrième fois en 1830, et son enfant n'a pas succombé ; les douleurs qu'elle ressentait ont cessé, et depuis trois ans aucun accident n'a reparu.

DARTRE CONTAGIEUSE. — Un élève en médecine avait adopté la théorie d'un de ses professeurs ; il pensait que les dartres ne consistaient que dans une simple irritation de la peau, et qu'il n'existait pas de *virus contagieux*. Pour lui, cette opinion était d'autant plus rationnelle, qu'il avait touché, à l'hôpital Saint-Louis, un grand nombre de dartreux sans avoir jamais éprouvé le moindre accident. De la théorie il passa à l'expérience ; il

s'appliqua sur l'avant-bras, en y faisant quelques
piqûres, un linge qui avait servi au pansement
d'une dartre centrifuge en suppuration. Malgré
cette opération, les piqûres guérirent facilement,
et ce ne fut que plus de quatre mois après qu'il
ressentit un engorgement aux glandes de l'aisselle et du col ; il y fit peu d'attention, et se borna
à appliquer des cataplasmes de farine de graine
de lin : il éprouva des démangeaisons, une chaleur intérieure, des éruptions sur divers points
du corps ; mais tous ces symptômes ne l'effrayaient
nullement, car il avait oublié sa dangereuse expérience. Il essaya de se traiter par des saignées,
des sangsues, des purgatifs ; tous ces moyens le
soulageaient momentanément, mais ils ne le gué-
rissaient pas, et ce ne fut que plus de quinze mois
après, quand les éruptions se furent converties
en dartres, qui lui couvrirent presque toute la
poitrine et les jambes, que disparut son long
rêve sur la non-contagion du virus dartreux ; il
fut désabusé, parce que les symptômes qu'il
éprouvait étaient identiquement semblables à ceux
qu'il avait observés chez le malade qui avait
fourni le pus pour son inoculation. Il vint nous
consulter ; nous le soumîmes à l'usage de notre
traitement, et en moins de trois mois il fut
guéri. Depuis ce temps, ses opinions médicales
ont éprouvé une telle révolution, qu'il se propose
de publier un ouvrage pour démontrer que les
dartres sont constamment contagieuses quand
elles sont en suppuration.

AVORTEMENT, SQUIRRE AU SEIN. — La jeune comtesse de **· épousa, en 1827, un de ses parents, qu'elle connaissait depuis son enfance ; ce fut un mariage d'inclination et de convenance, et l'on ne crut pas nécessaire de différer cette union, malgré l'apparition de plusieurs dartres à l'époque de la puberté ; on s'était borné à employer une pommade répercussive, afin de masquer cette affection pour la célébration des noces. Pendant plusieurs mois, à peine s'il parut quelques éruptions farineuses ; mais, dès le troisième mois de grossesse, tous les phénomènes reparurent avec plus d'intensité que jamais. Des ulcères dartreux se montrèrent à la racine des ongles, autour de l'aréole du sein, sur le col, et des boutons, laissant échapper une matière jaunâtre, parurent au front et sur les épaules. Les cils tombèrent ; et, en moins de trois mois, une bouffissure générale avait remplacé la taille la plus svelte et les traits les plus gracieux. A cette époque eut lieu une fausse couche, qui aggrava encore la position de la malade.

Par suite des traitements variés que l'on mit en usage, le sein devint douloureux, rouge et bosselé. Une consultation eut lieu : on qualifia cette maladie de dégénérescence squirreuse, et alors cessa toute application locale ; on prétendit que l'opération serait le seul moyen curatif. « Mais, disait la jeune dame à l'assemblée médicale, c'est en vain que vous délibérez ; j'avais une dartre farineuse ; et c'est grâce à vos poudres, vos onguents, vos emplâtres fondants, que je suis dans cette affreuse position ; je mourrai, mais l'on ne m'opérera pas ; je rejette à jamais vos secours, ils sont pires que la mort. » Accablée de douleurs physiques, son âme souffrait encore mille fois davantage : « Pardonne-moi, disait-elle à son mari ; je suis coupab'e de tous les tourments que tu endures ; mais j'ignorais avant mon mariage la gravité des dartres. » Enfin ayant appris, par un de leurs amis, les effets de la méthode végétale qui porte notre nom, on en parla au médecin, qui n'en désapprouva pas l'emploi. On vint nous consulter, et nous fîmes commencer le traitement sur-le-champ ; on appliqua des cataplasmes de farine de graine de lin, on pansa les ulcérations avec une pommade additionnée de quelques gouttes de laudanum liquide. Dès le troisième mois de traitement, les symptômes les plus graves avaient disparu, et, cinq mois après, à peine s'il restait des traces de cette affreuse maladie : la jeune dame recouvra le sommeil et l'appétit.

INFILTRATION, DARTRE VIVE. — Au mois de septembre 1832, nous fûmes consulté par un évêque, âgé de 68 ans, qui était atteint d'une dartre pustuleuse au menton et aux deux jambes, avec infiltration et gonflement des articulations. Le teint vermeil de sa figure annonçait la santé la plus florissante ; cependant, une ou deux fois par an, il éprouvait, depuis plus de dix années, des attaques de goutte qui le tenaient prisonnier dans son fauteuil un ou deux mois consécutifs. Il avait déjà essayé inutilement tous les moyens ordinaires, lorsqu'il vit dans la *Quotidienne* l'annonce de

notre méthode ; il vint à Paris, et commença immédiatement à suivre les conseils que nous lui
traçâmes. Nous fîmes supprimer les deux cautères
qu'on lui avait mis aux jambes ; après un mois de
traitement l'inflammation avait diminué, le sommeil était meilleur ; et, environ trois mois après,
il vint nous exprimer sa joie et sa reconnaissance
en nous montrant les plaies guéries et en nous
annonçant qu'il n'avait plus eu que de faibles attaques de goutte.

FAMILLE JUIVE, LÈPRE. — Les maladies de
la peau sont plus fréquentes dans les pays chauds
que dans les pays tempérés. Pendant notre séjour
à Smyrne et à Constantinople, nous avons été
étonné de la quantité de personnes atteintes de
maladies cutanées. Cependant, on doit remarquer
que le climat y contribue moins que la malpropreté; car les mahométans, qui ont la tête rasée,
et qui sont obligés, par le Coran, de se laver la
tête, les mains et les pieds cinq fois par jour, et
de prendre un bain par mois et chaque fois qu'ils
remplissent leurs devoirs conjugaux, y sont moins
sujets que les Grecs, les Juifs, les Arméniens.
Un courtier, qui nous servait de drogman dans
les bazars de Smyrne, nous pria de venir chez
lui pour examiner une maladie qui faisait le désespoir de toute sa famille. Il était israélite ; sa
maison, composée de quatre étages, était ornée
de divans et de tapis de Perse ; on nous apporta,
dans des vases d'argent, des conserves de fruits,
des rafraîchissements, puis du café et la grande

pipe d'honneur ; tout chez lui annonçait une
grande aisance. Il fit venir devant nous toute sa
famille, composée de trois ménages différents,
ayant tous deux ou trois enfants. On a une telle
confiance et un tel respect pour les médecins
d'Europe, que nous vîmes plusieurs mères nous
supplier, les larmes aux yeux et en nous embras-
sant les mains, de vouloir bien les guérir ainsi
que leurs enfants, qui tous étaient comme gangre-
nés par une espèce de dartre lépreuse. Les uns
avaient les yeux rouges et chassieux, les autres
n'avaient plus de cheveux ni de sourcils ; les femmes étaient décrépites dès l'âge de vingt ans ; les
maris malades étaient écrouelleux, rachitiques et
comme privés de facultés intellectuelles. Cette
maladie, qui nous sembla être une dégénérescence de la lèpre, dure depuis fort longtemps dans
cette famille ; car la loi de Moïse, forçant les Juifs
de se marier entre eux, immobilise les maladies
constitutionnelles comme des héritages inaliéna-
bles. Nous ne leur cachâmes pas que la plupart
nous paraissaient incurables ; cependant, nous
commençâmes le traitement dépuratif pour six
d'entre eux, qui nous parurent offrir le plus de
chances de guérison ; en effet, un mois après, à
notre retour de Constantinople, nous en trouvâ-
mes quatre qui étaient presque entièrement réta-
blis ; deux autres petites filles, âgées de onze et
douze ans, étaient moins avancées, ce qui provenait de rapports assez fréquents qu'elles avaient
avec leurs fiancés, qui étaient atteints de la même
maladie. Nous conseillâmes de rompre ces projets
d'union, mais cela était aussi impossible qu'un di-

vorce ; alors nous prescrivîmes le même traitement aux deux jeunes futurs, qui ne s'y soumirent
qu'avec répugnance, regardant les dartres comme
un signe caractéristique de la tribu d'Israël, et
n'en étant nullement effrayés.

ULCÈRES PUSTULEUX. — A l'époque de notre voyage en Grèce et en Turquie, nous fûmes
consulté, le 20 avril 1833, par un officier anglais
qui, à la suite de longs voyages et de traitements
mercuriels, avait les bras couverts de croûtes
squammeuses jaunâtres, et la figure remplie d'ulcères pustuleux qui avaient résisté à tous les
moyens qu'il avait employés. La nuit, il ne pouvait dormir à cause des démangeaisons suivies de
chaleur insupportable, comme si on lui avait répandu de l'eau bouillante sur la figure. Cette maladie allait toujours en croissant ; les fonctions se
faisaient mal, l'ouïe était dure, ses yeux irrités ne
pouvaient supporter la lecture ; ainsi il fallait re-
noncer au *Times*, aux séances du parlement, et
abandonner le *porter*, le champagne et tous les
comforts de la civilisation culinaire. Ce qui le contrariait par-dessus tout était de se voir abandonné
par ses amis et même par ses domestiques, qui ne
pouvaient supporter l'odeur fétide que tout son
corps exhalait. Un capitaine, qui était à bord du
Francesco, où nous étions embarqué, lui parla de
notre méthode ; il en fit usage, et, à notre retour
à Malte, le 1er août 1823, il vint nous voir au la-
zaret pour nous demander encore quelques conseils, et nous exprimer le plaisir qu'il éprouvait

d'avoir obtenu une guérison dont il désespérait. Il avait employé le traitement pendant quatre mois. Pour consolider la guérison, nous lui conseillâmes de le continuer encore pendant quelque temps. Depuis notre retour à Paris, nous avons su que cet officier avait recouvré une santé parfaite, et qu'il allait s'embarquer pour les Indes.

GRAVELLE, ENFANTS SCROFULEUX. — M. le baron de M***, ancien général de cavalerie, était affecté d'un catarrhe de vessie, par suite de rétrécissement du canal de l'urètre ; il éprouvait à chaque renouvellement de saison des atteintes de gravelle et des douleurs rhumatismales qui le faisaient horriblement souffrir. Cet état précaire durait depuis p'usieurs années, lorsqu'à la suite d'un coup reçu à la jambe se rouvrit une ancienne blessure avec engorgement variqueux de toutes les veines. Il fut au comble du désespoir, car depuis plusieurs années la promenade et les voyages étaient sa seule distraction. Il eut recours à un remède caustique qui lui fut indiqué par un ancien chirurgien-major de son régiment, et ce moyen centupla les douleurs. La plaie s'irrita, les chairs en lambeaux laissèrent voir presque à nu la partie antérieure des os de la jambe, et il s'établit une suppuration qui humectait trois ou quatre livres de charpie par jour. D'après les renseignements fournis par le malade, il paraît que l'origine de toutes ses souffrances remontait jusqu'aux campagnes de la Pologne, époque à laquelle il avait attrapé une gale qu'il traita militairement, et qui chaque année révéla sa présence dans les humeurs par quelques signes plus ou moins marqués ; en outre il avait éprouvé de grandes fatigues dans la carrière militaire.

Son fils, âgé de dix ans, avait toujours joui d'une mauvaise santé, par suite d'engorgement des glandes du col, et d'éruption au cuir chevelu ; une de ses filles éprouvait également une déviation dans la colonne vertébrale. Toutes ces indications démontraient clairement l'acrimonie générale du sang paternel qui s'était transmise à ses enfants, sans que cependant la mère en éprouvât aucune atteinte. Le général suivit le premier notre méthode ; et, après quelques mois de ce traitement, les plaies étaient guéries, et tous les autres symptômes avaient disparu. On fit suivre le même traitement aux enfants ; et, en moins d'un an, leurs forces revinrent avec la santé, et ceux qui les virent purent à peine les reconnaître. Après avoir guéri le catarrhe de vessie, nous prescrivîmes l'usage de nouveaux moyens, et la grandeur naturelle du canal fut rétablie en deux mois de temps.

HYDROCÈLE, HYDROPISIE. — M. de S***, associé dans une maison de banque, avait eu dans son enfance diverses éruptions provenant du mauvais lait de sa nourrice ; à l'âge de trois ans, il avait également été inoculé par du vaccin provenant d'un enfant scrofuleux. Cependant les bons soins de sa mère contre-balancèrent ces germes de maladie. La puberté triompha des incommodités d'enfance, et ce ne fut qu'à vingt-cinq ans que, par suite d'une partie de chasse à cheval, il ressentit un engourdissement dans les testicules; puis survint une tuméfaction sans douleur ni rougeur. On appliqua des sangsues, des emplâtres fondants; et, deux ans après, l'engorgement était tellement volumineux, qu'on fut obligé de faire l'opération de l'hydrocèle. Comme le malade n'avait jamais eu de maladie syphilitique, on négligea tout dépuratif, et six mois après un nouvel épanchement d'eau eut lieu, non-seulement dans les bourses, mais encore dans le bas-ventre. Le teint pâle et bouffi, les extrémités infiltrées, annoncèrent une hydropisie au premier degré. A cette époque, on vint nous consulter; nous annonçâmes qu'aucune opération ne pouvait guérir le consultant, si au préalable on ne faisait pas un traitement dépuratif. En effet, nous prescrivîmes un traitement convenable, et le succès dépassa nos espérances et celles du malade, car trois mois environ de soins et de régime firent disparaître les symptômes d'épanchements sans opération, et, depuis quatre ans, la santé a été parfaite.

TEIGNE FURFURACÉE AU TROISIÈME DEGRÉ. — Les enfants d'un marchand de meubles, rue Saint-Antoine, étaient atteints d'une teigne muqueuse tellement grave, qu'elle se communiqua par contact à deux de leurs camarades d'école. Ils étaient en même couverts de furoncles à chaque printemps. Après avoir essayé les divers moyens prescrits par trois apothicaires du quartier, le père vint nous trouver ; nous prescrivîmes un traitement convenable à leur état et à leur âge, et trois mois après la guérison était parfaite.

COUP DE SANG, HÉMIPLÉGIE. — M. P***, ancien notaire, s'était retiré à la campagne avec une grande fortune. Jouissant d'une bonne santé, il y menait joyeuse vie, lorsque tout à coup, à la suite d'une partie de chasse, il fut frappé d'un coup de sang qui occasionna une paralysie du côté droit : on le saigne, on le purge, on le ventouse, le tout inutilement. Se rappelant quelques folies de jeunesse qui avaient occasionné pendant plusieurs années des pustules dartreuses, il s'imagine qu'il pourrait y avoir quelque coïncidence entre son état actuel et ses maladies passées. Alors il se décida à frictionner la colonne dorsale et à suivre le traitement que nous prescrivîmes. Les selles se rétablirent, l'appétit revint avec le sommeil ; et, après cinq mois, il ne restait plus qu'un engourdissement général ; mais le malade avait recommencé à marcher. En reprenant chaque printemps ce traitement pendant deux ou trois ans, nous sommes convaincu que cette affection ne se renouvellera pas, pourvu qu'il suive un régime convenable.

RHUME, MALADIE DE POITRINE. — Un officier de la garde royale, âgé de trente-deux ans, vint nous consulter, en 1829, pour une irritation de poitrine au deuxième degré ; il était d'autant plus affecté que sa mère et une de ses sœurs étaient mortes de la même maladie. A plusieurs reprises il avait expectoré des crachats sanguinolents, et au moindre changemet de temps il éprouvait des rhumes de poitrine qui le forçaient de garder la chambre et d'abandonner son service. Il avait les pommettes rouges, ressentait une chaleur brûlante dans tout le corps; il éprouvait des sueurs très-abondantes aux pieds et aux mains, et, malgré cette faiblesse organique, il avait les passions très-vives et les facultés intellectuelles sans altération. Après avoir pris inutilement le lait d'ânesse, les eaux minérales, les pâtes, juleps, sirops pectoraux de toute nature, il se mit à l'usage de notre méthode dépurative, et, en moins de cinq mois, il fut presque entièrement rétabli. L'année suivante il suivit encore le même régime, et depuis deux ans il n'éprouve plus aucun accident.

ONANISME. — Deux jeunes personnes de Marseille avaient été mises en pension à Paris : elles y contractèrent ces habitudes qui jadis étaient le fléau des couvents. En moins de deux ans, leur fraîcheur et leur embonpoint disparurent ; pâles, livides et l'œil hagard, leurs membres desséchés pouvaient à peine les soutenir. On les retira de pension, on les fit surveiller exactement, et on les mit au traitement que nous prescrivîmes, qui contribua puissamment à leur rétablissement, ainsi que des bains de gélatine que nous recommandâmes.

IMPUISSANCE. — Un jeune avocat s'était abandonné jusqu'à vingt-quatre ans à tous les excès d'une imagination déréglée. Éperdument amoureux d'une de ses cousines que la famille ne voulait pas lui accorder, il se corrigea de ses mauvaises habitudes. Ayant obtenu une place de substitut, on lui accorda la main de celle qu'il aimait plus que la vie. Chacun le croyait heureux; lui seul était plongé dans une affreuse mélancolie; car trois mois après son union, à peine s'il avait pu remplir les devoirs de sa nouvelle condition. Il nous écrivit; nous lui prescrivîmes notre traitement, un régime très-nourrissant, et un an après nous avons appris qu'il était père.

PALES COULEURS, MONOMANIE. — Mademoiselle N***, âgée de quatorze ans, n'était pas encore réglée; à l'âge de treize ans, d'une gaieté folle, elle s'occupait sans cesse à lire des romans dont elle se croyait l'héroïne; puis, tout à coup, elle devint triste et pieuse à l'excès; dans des accès de mélancolie, elle ne rêvait qu'à la mort, et avait une si forte propension au suicide, qu'elle avait déjà essayé au moyen du charbon. Ses grands yeux noirs brillaient dans un orbite entouré d'un cercle noir, et son teint jaune annonçait plutôt la mort que la vie. On avait déjà employé tous les remèdes ordinaires, mais inutilement; car son état provenait d'un vice héréditaire qu'elle tenait de son père, qui était mort couvert de pustules provenant de sa mauvaise conduite quand il était jeune. Cette raison détermina la famille à faire suivre notre traitement à la jeune personne. Cette médication a provoqué le flux menstruel, en purifiant la masse du sang. La santé s'est rétablie, son humeur enjouée a reparu, et, deux ans après, cette demoiselle a été citée comme l'une des plus jolies femmes de la Chaussée-d'Antin.

AGE CRITIQUE. — Madame X***, âgée de quarante-quatre ans, avait eu plusieurs enfants. Étant à la tête d'un des premiers magasins de Paris, l'activité de son commerce ne lui avait jamais permis de se bien soigner après ses couches ; étant d'une santé robuste, elle n'avait fait aucune attention aux conseils de son accoucheur. Qu'arriva-t-il ? il se développa des dartres vives, des pertes tous les quatre mois, des douleurs à la tête ; les cheveux devinrent blancs et tombèrent dès l'âge de quarante ans ; et, chaque mois, de nouveaux symptômes se développaient malgré divers remèdes qu'elle essayait. Enfin, après l'avis de son médecin, elle se mit à l'usage de notre méthode, qui modifia les humeurs et fit disparaître peu à peu tous les accidents qui s'étaient développés ; onze mois de traitement furent nécessaires pour la guérison.

HÉMORRHOIDES CHRONIQUES. — M. P***, conseiller à la Cour royale, était atteint d'hémorrhoïdes qui le faisaient horriblement souffrir. Il avait appliqué cinq ou six fois des sangsues qui n'avaient produit qu'un soulagement momentané. Un traitement, selon notre avis, d'une quinzaine de

jours, a dissipé tous les accidents, qui duraient
ordinairement un mois; et chaque fois que les
hémorrhoïdes reparaîtront, nous lui avons conseillé d'employer les mêmes moyens jusqu'à parfaite guérison.

FOLIE, ÉPILEPSIE. — Madame la comtesse
de ***, d'un tempérament nerveux, éprouva de
vifs chagrirs par suite de la révolution de juillet;
son mari, atteint d'une phthisie pulmonaire, lui donnait beaucoup d'inquiétudes; elle avait hérité d'une
grande âcreté dans les humeurs; ses menstrues
venaient mal, et le choléra lui causa une telle
frayeur qu'elle ne vécut, pendant plusieurs semaines, qu'entourée d'une atmosphère de cam-
phre et de chlorure. A cette époque, elle perdit le
fils unique qu'elle avait, et la douleur qu'elle en
ressentit fut tellement profonde, que son organi-
sation se trouva comme brisée; les facultés intellectuelles furent altérées; des attaques d'épilepsie
se montrèrent de mois en mois, et la langue, em-
barrassée dans la prononciation, semblait indiquer un commencement de paralysie; malgré
les médicaments qu'on lui prescrivit, son état
empirait chaque jour. Un rhume de poitrine,
avec expectoration muqueuse, vint encore compliquer sa position; elle prétendit avoir gagné
la maladie de son mari. La famille nous fit demander; nous avouons que nous crûmes, au premier abord, tout traitement inutile. Cependant,
après nous être entendu avec le médecin ordinaire,
qui nous donna tous les renseignements désira-

bles, nous pensâmes qu'en purifiant la masse du sang, peut-être modifierait-on le système nerveux. En effet, nous prescrivîmes l'eau de gruau édulcorée avec des préparations selon nos formules ; peu à peu nous augmentâmes le traitement, et, à mesure, nous voyions disparaître quelques symptômes de la maladie. Nous prescrivîmes des frictions sur la colonne dorsale, et, en moins de cinq mois, tous les accidents avaient disparu. Plus d'attaques nerveuses, liberté complète dans les mouvements, et diminution dans l'irritation de poitrine. Ce traitement fut repris le printemps suivant, et une guérison parfaite s'ensuivit.

Choix d'observations et cures extraordinaires opérées par le Rob de Boyveau-Laffecteur (1).

Pour mettre un certain ordre dans l'exposé de ces observations intéressantes, je commence par rapporter celles qui m'ont été communiquées par les médecins et les chirurgiens de la capitale et des départements ; je donne ensuite quelques-unes de celles qui m'ont paru les plus curieuses dans ma pratique. Plusieurs de ces dernières guérisons ont été opérées publiquement dans les hospices, ou sous les yeux des hommes les plus distingués par leurs connaissances et leur rang.

(1) Extrait du *Traité* de Boyveau-Laffecteur, publié en 1814.

Observations de M. Génouville, ancien chirurgien de première
classe des hôpitaux militaires.

Première. — Madame Mel***, du département
de la Meurthe, affectée de douleurs lancinantes au
bras gauche, au côté droit et dans d'autres parties
du corps, avait été opérée, à Nancy, d'une tumeur
à la partie supérieure du front, par M. Valantin,
chirurgien ; il fit disparaître en même temps une
carie qui s'y était formée. Arrivée à Paris, plus
tourmentée et plus malade que jamais, elle fut
présentée à M. Génouville. Il lui reconnut une exostose à la partie inférieure de l'humérus gauche,
et une fracture à la septième côte vertébro-ster-
nale ; il fit disparaître en cinq semaines le dernier
accident avec un emplâtre de Vigo et un bandage
de nature à contenir la fracture.

· L'exostose et les douleurs qui l'accompagnaient
furent rebelles ; on essaya, d'après les anciennes
méthodes, de faire prendre à la malade des pilules
dans lesquelles il entrait du mercure doux ; ce
traitement ne servit qu'à faire paraître une nouvelle exostose à la partie supérieure du sternum,
et surtout une tumeur sur le sourcil gauche, qui,
accrue en peu de temps jusqu'à la grosseur d'un
œuf, comprima le globe de l'œil et menaça de détruire l'organe. Alors M. Génouville se détermina
à faire usage du Rob antisyphilitique. L'effet sur-
passa ses espérances : en quinze jours, le sommeil
fut parfaitement rétabli. Six bouteilles du Rob ré-
duisirent à la grosseur d'une noisette la tumeur
qu'il s'était proposé d'extirper, parce qu'elle sem-

blait résister au nouveau traitement. La malade en prit trois autres; alors les deux exostoses, la tumeur de l'œil, ainsi que les douleurs ostéocopes, disparurent.

Deuxième. — M. Génouville étant professeur d'anatomie et de chirurgie à Grenoble, on lui présenta une malade de Pierre-Latte, affectée de deux ulcères rongeurs au visage, dont l'un avait dévoré la joue, carié l'os de la pommette, et l'autre l'arcade sourcilière du coronal. Les traitements mercuriels auxquels on l'avait assujettie depuis deux ans n'avaient fait qu'irriter ses maux : il lui fit prendre huit bouteilles du Rob antisyphilitique; elles rétablirent le sommeil et détergèrent les ulcères, quatre autres achevèrent la guérison, qui fut si complète et si solide, qu'au bout de dix ans, ayant revu la malade, elle parut avoir recouvré toute son ancienne vigueur. Il est à observer que son mari et ses enfants n'ont jamais été malades.

Troisième. — Madame ***, demeurant à Paris, rue Guénégaud, avait deux ulcères, dont l'un avait produit une carie au grand angle de l'œil, l'autre avait rongé la voûte palatine, et détruit une grande partie du voile du palais. Consulté par cette infortunée, M. Génouville lui fit prendre le Rob de Boyveau, dont sept bouteilles opérèrent la guérison; il ne lui reste d'autre incommodité qu'un nasillonnement et une déglutition difficile.

Quatrième. — Madame ***, résidant à Paris, avait à la tête plusieurs ulcères avec carie à la partie supérieure du coronal, qu'accompagnaient des douleurs ostéocopes, et une insomnie continuelle; des remèdes analogues à sa maladie lui furent administrés, qui ne firent que la pallier ; deux ans s'écoulèrent : voyant son état empirer, M. Génouville lui fit prendre, de concert avec M. Boyveau, huit bouteilles de Rob, qui opérèrent une guérison complète.

Cinquième.—M.***, demeurant rue de La Chaise, fut atteint il y a six ans d'un bouton dartreux au grand angle de l'œil ; il fut traité par les amers et les purgatifs, qui dissipèrent cette maladie, au moins en apparence : l'année suivante, la maladie reparut avec plus d'intensité ; le même traitement fut recommencé ; mais ayant été interrompu, le mal fit des progrès. Au bout de trois ans, le malade avait un ulcère profond au grand angle de l'œil droit : cet ulcère avait quelques caractères cancéreux ; M. Génouville appliqua la poudre escarotique du frère Côme, fit prendre intérieurement les amers et les purgatifs drastiques ; l'ulcère se détergea après la chute de l'escarre ; il fut pansé méthodiquement, et devint tel qu'on put prévoir le moment où la cicatrice serait complète. Quelque temps après, le malade fit une chute de dessus son siége ; il survint des boutons autour de la cicatrice qui s'ouvrit, et l'ulcère s'étendit plus loin qu'il n'avait fait encore ; il se forma quelques escarres qui, en tombant, laissèrent plusieurs os à découvert : ces parties d'os s'exfolièrent successivement, au point que toute la paroi interne de l'orbite fut détruite, depuis les apophyses montantes de l'os maxillaire jusqu'à l'os *unguis*, l'os *planum*, et une partie des grandes ailes du sphénoïde. La carie faisait tous les jours des progrès ; des douleurs au-dessus de l'orbite tourmentaient

cruellement le malade : ayant été questionné sur
sa vie passée, il a toujours répondu n'avoir jamais
eu aucun symptôme de maladie vénérienne (1);
malgré cela, M. Génouville l'engagea à prendre le
Rob; à mesure que le malade usait de ce moyen,
les douleurs se dissipaient, la plaie se détergeait,
et il se faisait de temps en temps des exfoliations
qui laissaient à découvert un front grenu et vermeil.

Il en prit douze bouteilles; la cicatrice s'est
faite en partie sur les os; mais comme ceux-ci ne
prêtent pas, il reste un grand vide qui laisse à découvert la cloison des fosses nasales en dedans, et
le côté interne du globe de l'œil en dehors; celui-
ci est détaché de la paroi interne par l'exfoliation
de la portion du coronal qui donne attache à la
poulie du muscle grand oblique, et il est porté en
dehors par l'action du muscle abducteur.

Cet homme, qui se porte bien, est obligé de cou-
vrir cette partie pour empêcher le contact de l'air
et cacher sa difformité. Il continue son état de
loueur de carrosses.

Sixième. — M. D...., marchand de vin, âgé de
trente-cinq ans, père de quatre enfants bien sains,
ainsi que la mère, fut attaqué de douleurs de tête
qui devinrent continuelles après avoir été pério-
diques; il a souffert pendant dix-huit mois des
tourments inouïs, et a employé inutilement tous
les remèdes connus.

M. Génouville, en examinant la tête du malade,
distingua parfaitement la désunion et l'écartement

(1, Sa femme jouit d'une parfaite santé, quoique âgée.

des os du crâne. Toutes les sutures s'étant dis-
jointes laissaient entre leurs dentelures un espace
de six lignes. Dix bouteilles de Rob délivrèrent le
malade de toutes ses douleurs après deux mois de
traitement.

Les forces, le sommeil, l'appétit et l'embonpoint
revinrent; seulement la réunion des os fut plus de
deux ans à s'opérer. Ce particulier, depuis son
traitement, jouit d'une parfaite santé. Il s'est fait
un vrai plaisir de raconter lui-même sa guérison
à toutes les personnes qui ont désiré s'en con-
vaincre.

Septième. — M. S. N. avait été affecté de plusieurs symptômes syphilitiques, dont on l'avait guéri
en apparence; mais, au bout de quelques années,
il lui survint une exostose au coronal, une autre
aux os propres du nez, avec une tache rouge et
élevée sur l'aile du nez, de la largeur d'environ
une pièce de vingt-quatre sous; cette tache semblait être formée de l'agrégation de plusieurs petits grains rouges, ressemblant à ceux de la fram-
boise, et remplis d'une sérosité rougeâtre.

Le Rob fut conseillé, il en prit sept bouteilles; le
premier effet de ce moyen fut de faire renaître un
écoulement gonorrhéique; ce qui fut regardé
comme d'un bon augure : les autres symptômes
furent entièrement dissipés, et le malade jouit
d'une bonne santé.

Tous les malades qui font les sujets de ces observations existent, et les faits cités peuvent être
constatés.

Observation de M. Boyer, chirurgien en chef de la Charité de Paris, et de M. Caillot, alors son élève, et actuellement professeur de chirurgie à l'école de Strasbourg.

Madame N..., âgée de vingt-huit ans, et parfaitement saine jusqu'à son mariage, se trouva incommodée, peu de temps après cette époque, d'une tumeur dont le siége était dans l'épaisseur de la grande lèvre, qui roulait entre les doigts, et se présentait sous l'aspect d'une glande lymphatique engorgée : les traitements ordinaires ne firent qu'aigrir le mal et l'accompagner de douleurs de tête et d'insomnie.

De nouvelles tentatives ne furent pas plus heureuses ; à cette position alarmante se joignirent des ulcères au gosier et une éruption de taches sur tout le corps, semblables à celles que laisse la petite vérole.

M. Boyer prescrivit le remède de Wan-Swieten : les symptômes disparurent ; la malade devint grosse, accoucha heureusement, et ce ne fut que quatre mois et demi après cet événement que de nouveaux accidents reparurent, entre autres un bouton au-dessous du genou, qui, se développant graduellement jusqu'à acquérir le diamètre d'une pièce de douze sous, s'ulcéra, et produisit sur tout le corps une enflure universelle. Le sirop de Cuisinier, les frictions mercurielles, furent employés successivement et sans fruit, pour faire disparaître ce reste de virus vénérien.

La malade se trouvait dans l'état le plus déplorable quand on eut recours au Rob antisyphilitique: neuf bouteilles de ce spécifique ont procuré une guérison radicale. Il y avait un an que sa santé était solidement affermie, quand M. Boyer transmit sa déclaration.

Aux Rédacteurs de la Gazette de France.

Messieurs, je viens d'opérer avec le Rob antisyphilitique de Boyveau-Laffecteur, médecin, rue de Varennes, n° 10, à Paris, et mon commettant, une guérison surprenante, qui, par sa nature, doit, je pense, trouver place dans un journal aussi répandu que le vôtre.

A l'âge de quinze ans, et sans cause apparente, un apprenti charpentier perdit l'œil gauche. Il se maria par la suite, et, sans autre accident primitif, il devint aveugle il y a deux ans. Le malheureux, désolé d'être entièrement privé de la lumière, vint me trouver, trouvant qu'aucun moyen ne pouvait le soulager. Je lui conseillai l'usage du Rob dont je suis dépositaire, sans cependant lui en assurer le plein succès. Il fut longtemps à se décider ; mais ayant fait, par les conseils des médecins de cette ville, d'infructueux remèdes, il me fit rappeler, et heureusement il se détermina à suivre le traitement que je lui avais conseillé. Dès la troisième bouteille de Rob, il commença à distinguer les objets; à la sixième bouteille il connut l'heure de sa montre ; avant la fin de dixième et dernière bouteille, il a vu et voit aussi bien qu'il faisait longtemps avant sa cécité.

Mais ce qui enivre ce malade d'une joie inexprimable, c'est que, depuis son traitement, il voit de l'œil droit, dont il était privé depuis quarante ans.

Ce phénomène m'a paru digne d'intéresser l'humanité souffrante ; et si vous daignez le publier, vous acquerrez des droits à ma reconnaissance.

Salut et estime.

PIÉTON, *Chirurgien à Gand.*

Extrait de la *Gazette de France,* de fructidor an IX (septembre 1801).

Observation de M. Coulon, médecin et inspecteur des hôpitaux de la marine.

Chez un malade âgé de soixante-quinze ans, le virus s'était porté à la tête, dans les sinus frontaux et sur les os du nez ; l'épuisement de tous les principes vitaux, suite de remèdes inefficaces, quoique administrés par des hommes sages, ne lui faisait voir en perspective qu'une mort prochaine et douloureuse, lorsqu'en trois mois M. Coulon le traita par le Rob, et le guérit sans retour.

Observation d'un malade de Lisieux, envoyée à M. Boyveau le 24 vendémiaire an VIII (octobre 1800).

M. S... était affligé depuis vingt-cinq ans d'un écoulement d'humeur puriforme, ayant son siége dans l'oreille gauche, dont le principe n'avait pu être détruit par la liqueur de Van-Swieten. Lors d'une chute faite il y a trois ans, le virus morbifique fit de nouveaux progrès, le nez se couvrit de boutons purulents, la voûte palatine se perça, et la surdité devint complète.

Un médecin célèbre de sa ville lui conseilla l'application extérieure du sublimé corrosif ; alors le

nez se fendit. Il vint à Paris, il y a dix-huit mois ;
il consulta MM. Sabatier, Pelletan, Portal et Des-
champs, qui tous lui dirent franchement que sa
maladie était mortelle. Il s'adressa ensuite au médecin Jouenne, qui m'appela en consultation : je
rassurai le malade ; je le pris chez moi, et le guéris en cinq mois, sous les yeux de MM. Jouenne,
Chamseru, Daigan, Andry, Dozille, médecins, et
de beaucoup d'autres praticiens qui l'ont tous vu
avant son traitement, pendant son cours, après sa
guérison, et ont apposé à cette observation leur signature.

Observation du docteur Leroy, ancien médecin de Monsieur.

Un malade était réputé poitrinaire : le docteur
Leroy lui avait fait ouvrir un cautère, et lui avait
prescrit un régime d'herbes dépurantes, légèrement incisives et antiscorbutiques ; la poitrine
dégagée, il survint une carie à la partie supérieure
du coronal, et ensuite une exostose de la grosseur
d'un œuf de poule à la partie moyenne et interne
du tibia ; on rechercha alors si l'infortuné avait
contracté autrefois quelque maladie vénérienne ;
mais la plus grande incertitude régnait à cet égard.
Le docteur Leroy essaya le Rob, pour prévenir la
cachexie scorbutique : ce remède a agi par tous
les émonctoires ; l'exostose a disparu, et le traitement a été couronné du succès le plus complet.
Une jeune orpheline de Dunkerque fut attaquée,
avant sa nubilité, d'une tumeur au sein gauche,
qui, sans cause externe déterminante, prit tous les

caractères du cancer ; déjà l'on avait proposé d'extirper la tumeur, lorsque le docteur Leroy fut consulté : il proposa de tenter l'usage de mon Rob ; en trois mois cette jeune personne fut entièrement guérie, et depuis lors elle jouit de la plus parfaite santé. Son tuteur a écrit plusieurs fois pour témoigner sa vive reconnaissance et celle de son intéressante pupille.

Observation du docteur DespErrières

Un soldat, âgé de vingt-deux ans, était affligé, depuis quatre ans, d'une ulcération aux glandes maxillaire et parotide ; on le renvoya de son corps par congé, comme incurable ; deux traitements mercuriels qu'il essuya sans succès, à Bicêtre, firent confirmer ce jugement ; il a été guéri radicalement par le Rob en sept semaines.

Observation du docteur Carrère.

Une dame, âgée de trente-six ans, affectée depuis trois ans de dartres au visage et de gerçures aux mains, employa, sans aucun succès, la douce-amère. A l'examen, on découvrit que son premier mari avait eu une maladie contagieuse, ce qui pouvait faire soupçonner la véritable origine de l'affection cutanée. Elle fut mise à l'usage du Rob ; au dixième jour, après les deux premières bouteilles, la malade fut attaquée d'une fièvre violente avec chaleur âcre, sécheresse de la peau, météorisme, douleurs vagues dans différentes parties du corps, avec le pouls dur. Le Rob fut interrompu ; on se borna aux délayants et aux émollients ; la fièvre se soutint pendant trois jours, elle se termina par une crise étonnante. Un écoulement abondant survint. Après l'apparition de ces symptômes non équivoques, la fièvre cessa ; le Rob fut continué, dont trois bouteilles encore firent disparaître les accidents, et détruisirent en même temps l'affection cutanée.

Observation de M. Cosme, médecin à l'hôpital de Chartres.

Le docteur Cosme fut consulté par un garçon boucher, demeurant à Chartres. Cet homme, âgé de trente ans, était depuis un an dans un état affreux, il souffrait tellement qu'il n'avait de repos ni le jour ni la nuit, et faisait horreur et compassion à tous ceux qui le rencontraient. La paupière supérieure de l'œil droit était à moitié détruite ; deux ulcères sanieux, situés à l'angle du pariétal droit, avaient rongé en partie la table externe de cet os ; le voile du palais était presque totalement détruit. Chaque jour le malade perdait quelques portions des cornets des fosses nasales. Les os du nez étaient mobiles et désarticulés. Une exostose, de la forme et du volume d'un œuf de poule, couvrait le sommet de la tête. Deux autres exostoses, moins saillantes et plus allongées, se trouvaient à la partie antérieure et moyenne de chaque tibia. Le malade avait perdu l'appétit, ses forces et tout espoir de guérison. En deux mois de temps, dix bouteilles de Rob, la tisane de salsepareille, une douzaine de bains, un régime sévère, ont fait disparaître tous ces symptômes. Les exostoses se sont affaissées, les ulcères ont cicatricé, le malade a retrouvé l'appétit, ses forces et sa gaieté; il a repris ses travaux; et, depuis, il ne lui est rien survenu qui participât de la maladie vénérienne dont il était infecté.

———

OBSERVATIONS RECUEILLIES DANS LA PRATIQUE DU DOC-
TEUR GIRAUDEAU DE SAINT-GERVAIS DEPUIS 1842
JUSQU'AU MOIS DE MARS DE L'ANNÉE 1847.

Dartre proprement dite, ou efflorescences (Erythème des auteurs).

Première. — M. J..., officier retraité, d'un tempérament nerveux lymphatique, fut à l'âge de vingt ans affecté d'une dartre s'étendant depuis la commissure des lèvres à droite jusqu'à la partie moyenne de l'aile du nez. M. J..., en raison de son âge, et surtout par suite du sentiment de répulsion qu'une personne *dartreuse* peut faire naître, parvint à se débarrasser de son mal, à l'aide de moyens purement empiriques. Cinq ans après la dartre reparaît, mais dans des conditions différentes. L'emploi des eaux sulfureuses fit disparaître, pour un temps donné, cette nouvelle éruption.

A partir de cette époque, M. J.... déclare que,

malgré plusieurs traitements réguliers, la dartre
a seulement changé un peu d'aspect, et que, de
plus, l'oreille droite est en partie couverte d'une
matière blanchâtre et pulvérulente : des démangeaisons souvent très-ardentes ont lieu en cet
endroit.

J'ai conseillé à M. J.... l'emploi de huit bouteilles de Rob de Boyveau-Laffecteur; ce traitement
étant basé sur l'ancienneté de la maladie et le
nombre des récidives, la guérison a été complète.
Malgré qu'aucune espèce de symptômes n'ait pu
être observée après huit mois à dater de la disparition des dartres, M. J... a voulu suivre un traitement *conditionnel* au printemps suivant.

Flueurs blanches (Leucorrhée).

Deuxième. — Madame L...., habitant à N....,
département du G...., me présenta sa jeune fille
âgée de cinq ans. Cet enfant avait toutes les apparences d'une santé florissante. Depuis un an
cependant un écoulement analogue au flux leu-
corrhéique se représentait à des époques indéterminées. Les parties malades étaient vivement en-
flammées, et des excoriations existaient en plusieurs
endroits.

Je questionnai soigneusement la mère de cet
enfant, et j'appris que le mari de madame L....
avait été longtemps tourmenté par une dartre, à
laquelle il attachait d'autant moins d'importance,
disait-il, que son père affecté de la même manière
ne voulut jamais se traiter *pour si peu de chose.*

D'après ces renseignements, en l'absence de toute autre cause motivant l'état de l'enfant, je déclarai qu'il s'agissait d'une affection dartreuse héréditaire, et que l'écoulement *muqueux* en était la conséquence.

Le traitement approprié à l'âge de la petite malade dura seulement six semaines pour obtenir le retour des fonctions régulières; mais attendu le caractère *constitutionnel* de la maladie, l'administration du Rob fut réitérée pendant deux ans, aux époques voulues. Trois demi-bouteilles ont été employées à chaque nouvelle période du traitement : la guérison ne s'est pas démentie.

Dartre farineuse (Psoriasis dorsalis).

Troisième. — Mademoiselle V..., âgée de cinquante-deux ans, après avoir rempli pendant longues années l'emploi de *femme de charge* dans une famille riche, fut obligée de cesser toutes occupations par suite de l'affection suivante :

Le dos des mains, et particulièrement les doigts à la réunion des phalanges, étaient couverts de dartres squammeuses, avec sillons profonds, et sécrétion d'une humeur plus ou moins abondante. Cette maladie datait de quinze ans. Au début elle était peu apparente, présentant uniquement les caractères des dartres appelées vulgairement *farineuses.* Les choses restèrent ainsi à peu près stationnaires pendant neuf ans; ensuite le changement de formes s'opéra rapidement. La malade devint bientôt inhabile à se servir de ses mains;

indépendamment des douleurs et des démangeaisons *dévorantes* qui faisaient le supplice de sa vie.

Dix bouteilles de Rob furent jugées nécessaires pour combattre une affection qui me parut grave, et dont la guérison s'est opérée si complétement, que mademoiselle V... a pu reprendre ses anciennes occupations.

Dartre vive (Intertrigo).

Quatrième. — M. D...., employé au ministère de ...., vint me consulter pour une dartre qui occupait la partie supérieure des cuisses, et s'étendait parfois de chaque côté sur les parties correspondantes des bourses. Les occupations sédentaires de M. D... rendaient, surtout à certaines époques, sa situation intolérable. Jusqu'alors il n'avait pu obtenir qu'un amendement plus ou moins marqué de son mal.

Au moment où je le vis, une irritation locale très-vive existait. Je conseillai, comme palliatif, de lotionner les parties affectées avec une décoction chargée de racine de guimauve; puis on saupoudrait avec une substance amylacée, mais seulement au moment de se coucher.

Le Rob de Boyveau fut administré pour combattre le principe herpétique : sept bouteilles suffirent pour affranchir M. M... de toute espèce de symptômes dartreux.

(Psoriasis ophthalmica.)

Cinquième. — M. N..., architecte, se plaignait

depuis dix ou douze ans d'être sujet à une espèce d'ophthalmie qui, sans être constante, se reproduisait surtout au moment de la réaction des saisons, ou sous l'influence de causes spéciales, telles que l'intensité trop élevée de la lumière, l'irritation produite par la poussière, etc.

L'examen attentif que je fis me convainquit qu'il ne s'agissait pas d'une ophthalmie ordinaire, et que, sous ce point de vue, le malade avait été jusqu'alors entretenu dans une erreur complète sur la nature de son affection. En effet, le siége de la maladie était uniquement borné à la face interne des paupières. Les petites glandes, situées sur le bord libre de ces organes, sécrétaient, principalement le matin, une humeur assez abondante et caractéristique. En poursuivant mes recherches, je reconnus que les sourcils cachaient une foule de petits boutons, donnant lieu à un soulèvement de l'épiderme sous forme d'écailles blanchâtres.

Je déclarai donc à M. N... que son ophthalmie ne méritait ce nom qu'attendu la nature de l'organe affecté; mais qu'il fallait en principe reconnaître là le mode d'action d'une humeur dartreuse, probablement héréditaire. M. N .. confirma cette opinion en me disant que sa mère avait toute sa vie été affectée d'une dartre siégeant à la face, et appartenant à la classe des *coupcroses*.

M. N.... a parfaitement guéri à l'aide de huit bouteilles de Rob et de quelques soins hygiéniques appropriés à son état.

Dartre farineuse (Ptyriasis capitis).

Sixième. — Madame la comtesse de ... m'écrivit dans le mois d'août de l'année 1844, en me donnant quelques détails, assez obscurs toutefois, sur une maladie du *cuir chevelu*, dont l'opiniâtreté semblait annoncer de graves résultats; cet état donnait d'ailleurs à toutes ses pensées un caractère de morosité qui la dominait malgré elle. J'engageai madame la comtesse de .... à vouloir bien se présenter à ma consultation.

Il me fut alors facile de reconnaître une dartre de l'ordre des *squammes*, occupant en grande partie, en effet, le cuir chevelu, et parfois assez abondante pour simuler une coiffure saupoudrée avec du son. La mère de la comtesse de ... fut, me dit-on, longtemps affectée d'une maladie dartreuse, mais provenant des ravages occasionnés par un *lait répandu.*

Quant à la malade, c'était seulement à l'aide de cosmétiques variés à l'infini qu'elle avait cherché à se débarrasser d'un mal regardé comme purement local, selon l'opinion accréditée dans le monde.

Je fis aisément comprendre à la comtesse de ... que l'état de sa tête provenait évidemment d'une dartre, qu'un traitement rationnel pouvait seul amener une guérison solide et sans récidives.

Neuf bouteilles de Rob ont été nécessaires, car il a fallu employer en général les doses fractionnées, le traitement devant se prolonger plus que de coutume, attendu des motifs qui ne peuvent être exposés dans cette observation.

(Intertrigo.)

Septième. — M. V...., ancien officier de cavalerie, éprouvait depuis plusieurs années un dérangement notoire dans les fonctions des voies urinaires; c'était surtout sous l'influence du moindre écart de régime que M. V.... observait constamment les circonstances suivantes :

Foyer de chaleur incommode dans la région du bas-ventre : ce dernier était quelquefois tendu, et plus ou moins sensible au toucher. L'émission de l'urine se faisait alors avec un sentiment de chaleur cuisante, qui souvent forçait le malade à essayer de suspendre le jet du liquide. Les urines, très-variables dans leur composition, offraient en suspension une matière muqueuse. Lorsque ce phénomène n'avait pas lieu, on trouvait au fond du vase un sédiment briqueté assez rugueux au toucher.

Le malade jouissait d'une excellente santé, hors ce qu'il appelait ses moments de *crises*.

Après m'être fait renseigner soigneusement, il me fut démontré qu'on ne pouvait rapporter l'affection de M. V.... à aucune des causes connues d'où résulte ce que l'on comprend généralement sous le nom de *maladies de vessie*.

M. V.... convint qu'il avait eu assez longtemps, à la partie interne des cuisses, une espèce de plaque d'un rouge cuivré, et que, fatigué des démangeaisons occasionnées par cette éruption, il s'était servi d'un moyen qui n'était autre qu'un répercussif énergique ; d'ailleurs ses idées ne s'étaient pas arrêtées sur l'origine de ses plaques, qu'il ne soupçonnait nullement de nature dartreuse.

On conçoit qu'à l'aide du plus simple raisonnement, je fis comprendre à M. V... qu'il s'agissait du transport de l'humeur dartreuse sur l'appareil des voies urinaires.

Douze bouteilles de Rob ont complété un traitement doublement motivé par l'importance des fonctions compromises, et les garanties qu'il fallait obtenir pour une guérison non équivoque.

(Eczema rubrum.)

Huitième. — M. X..., littérateur distingué, me présenta son fils âgé de quinze ans, et placé au collége de .... Je fus prié d'examiner la joue gauche de ce jeune homme. Je vis que toute cette partie était envahie par une dartre déterminant une coloration d'un rouge foncé, dont la nuance se trouvait masquée çà et là par des couches écailleuses de l'épiderme. M. X... repoussait vivement toutes suppositions d'affection dartreuse, dominé certainement par la prévention fâcheuse qu'inspire ce genre de maladie. Quant au jeune homme, des idées particulières d'amour-propre, fort naturelles à son âge, rendaient sa position intolérable vis-à-vis de ses camarades. Enfin M. X.... prétendait que son fils devait à coup sûr avoir contracté son mal par suite d'attouchements réitérés avec quelque enfant entaché du vice dartreux.

Mes questions devinrent d'autant plus pressantes et minutieuses, qu'ayant affaire à une personne cultivée, il était important de l'éclairer sur la nature de la maladie, en détruisant l'opinion erronée adoptée à cet égard.

J'appris que le fils de M. X.... avait été atteint de la rougeole deux ans avant l'apparition de la dartre. Or, la rougeole étant généralement jugée comme une maladie insignifiante, on avait entièrement négligé la fin du traitement. Je réussis très-facilement à démontrer à M. X... que, dans certaines conditions données de la peau, et principalement chez les adolescents, où le système lymphatique domine, une maladie éruptive peut donner lieu consécutivement à des dartres spéciales.

Le Rob de Boyveau fut proposé, et après six bouteilles de son emploi, le jeune X... a été parfaitement guéri.

(Acne indurata.)

Neuvième. — M. P..., ancien manufacturier, contracta la gale, qui lui fut communiquée dans un atelier, par suite de ses relations forcées avec un grand nombre d'ouvriers. M. P... était âgé de trente-deux ans lorsque l'éruption se déclara. Il opposa à la maladie le traitement ordinaire, ayant pour base les préparations sulfureuses. Tous les symptômes disparurent, et pendant quinze ans M. P... crut à une guérison solide.

Cependant depuis trois ans des pustules, de

forme tuberculeuse, apparaissaient vers les mois de mars et avril, au moment de la réaction qui s'opère à cette époque. Les pustules envahissaient principalement les grandes régions du tronc. Les saignées et autres moyens employés par M. P... n'amenèrent même pas d'effet palliatif. Une observation fort importante à consigner ici, c'est que madame P... resta complétement à l'abri de l'affection de son mari ; mais que tous ses enfants, au nombre de cinq, offrirent aux mêmes époques les caractères d'une éruption semblable à celle de leur père.

Douze bouteilles de Rob ont été indispensables pour opérer la cure complète de M. P... Les enfants en ont consommé huit, à l'aide des diverses prescriptions adaptées à leur âge, et d'après les indications fournies par l'état actuel.

(Perrigo favosa.)

Dixième. — Le jeune V..., enfant de neuf ans, me fut présenté par sa mère pour constater la nature de l'éruption développée dans toute l'étendue du cuir chevelu. Je reconnus évidemment les caractères de la teigne. Malgré les noms divers que l'on imposait à la maladie de cet enfant, il avait été impossible de le faire admettre dans aucun pensionnat. Les parents prétendaient que cette teigne avait été contractée en se servant d'une coiffure appartenant à un autre enfant reconnu comme teigneux. Cette explication ne m'ayant paru nullement satisfaisante, je questionnai madame V... sur la santé de son mari et sur la sienne propre. Je sus alors que madame V... avait, dans sa jeunesse, été atteinte d'une éruption à la tête que les médecins désignaient sous le nom de *favus*, terme équivalant à celui de teigne. D'ailleurs madame V... m'avoua que de temps à autre quelques petites croûtes se développaient sur sa tête ; ce qu'elle attribuait à l'irritation des peignes de toilette.

Il n'y avait plus de doute à élever, la maladie de l'enfant avait pour cause un vice dartreux héréditaire, et l'emploi du Rob se trouvait doublement motivé. D'après mes explications, madame V... adopta avec empressement la proposition d'un traitement curatif pour elle et son enfant.

Six bouteilles de Rob suffirent pour la mère. Le traitement de l'enfant fut, pour des raisons particulières, scindé en deux époques. La première dura trois mois et la seconde deux mois. Huit bouteilles de Rob ont été consommées pendant ce laps de temps.

(Impetigo sparsa.)

Onzième. — M. X..., vicaire de la paroisse de..., me consulta pour une maladie de peau, qui, par sa ténacité, produisait chez lui une impression morale des plus pénibles. L'affection de M. X... consistait dans l'apparition de boutons de grosseur variable, ayant leur siége aux membres supérieurs, donnant lieu à la formation de croûtes épaisses, rugueuses, d'un jaune-verdâtre.

Cette éruption se montrait régulièrement au printemps et à l'automne. Les boutons que je pus examiner pendant la consultation de M. X... étaient des clous ou furoncles, accompagnés de symptômes inflammatoires assez intenses, attendu la grosseur qu'ils atteignaient parfois. M. X... attribuait en partie cette maladie à la sévérité du régime imposé par les devoirs de son état. Mais, ayant multiplié mes questions, je sus que, jusqu'à l'âge de vingt ans, M. X... avait été sujet à ce qu'il appelait des *dartres farineuses*, auxquelles il attachait peu d'importance ; leur disparition complète coïncidait avec un traitement purement empirique entrepris à l'époque dont nous parlons.

Je dissuadai M. X... de l'opinion qu'il se formait sur la cause de sa maladie, indépendante en effet de son genre de vie, mais devant être uniquement rapportée à la répercussion des dartres.

La guérison parfaite de M. X... a été obtenue avec neuf bouteilles de Rob.

J'ai eu occasion de revoir fréquemment M. X..., dont la reconnaissance porte toujours l'empreinte de la vive sensibilité que lui donne l'élévation de ses sentiments.

(Eczema impetiginodis.)

Douzième. — M. F..., commis voyageur, se trouvait fréquemment incommodé par des *rougeurs*, ces rougeurs succédaient à de petites vésicules très-petites, agglomérées en grand nombre, survenant brusquement à la face, et affectant surtout les paupières supérieures. Il y avait parfois gonflement des tissus, avec douleur et chaleur âcre locale. M. F... était convaincu que ce genre d'indisposition dépendait essentiellement de son tempérament, qu'il regardait à tort comme éminemment sanguin. Ce qui avait attiré particulièrement l'attention du malade, était la desquammation abondante par laquelle se terminait cette affection passagère de la peau. D'après les détails que donnait M. F..., il était facile de reconnaître les caractères de l'érysipèle : quant à la desquammation de la peau qui s'observe en effet à la fin de cette maladie, il y avait là chez M. F..., un fait spécial à noter. L'abondance de ces écailles qui se forment aux dépens de l'épiderme, indiquait un principe d'affection dartreuse que les précédents du malade devaient servir à constater. M. F... m'apprit que son père était mort à la suite d'un long traitement dirigé contre des dartres siégeant à la face, ces dartres ayant toutefois disparu pour se fixer sur les intestins, ce qui avait amené une terminaison funeste.

Je prescrivis huit bouteilles de Rob, pour un premier traitement conditionnel, avec l'indication formelle de reprendre le même nombre à la saison prochaine. Ces prescriptions ayant été suivies scrupuleusement, j'ai pu constater la guérison de M. F....

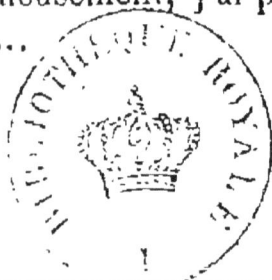

(Lupus, estiomène d'Alibert.)

Treizième. — M. Z..., rentier, âgé de soixante-neuf ans, portait depuis huit ans plusieurs ulcères aux jambes. Ces plaies, au nombre de cinq, s'étaient successivement cicatrisées et reproduites à diverses époques, assez rapprochées néanmoins. Un seul ulcère avait persisté, tendant toujours à s'agrandir, et offrant un mauvais aspect. M. Z..., par la nature de sa vie passive, et l'habitude d'un régime alimentaire recherché, favorisait singulièrement le développement de sa maladie. Lorsqu'il se présenta à ma consultation, il marchait très-difficilement, et ne pouvait plus sortir qu'en voiture. La constitution lymphatique du malade entretenait d'ailleurs la langueur générale qui existait dans les principales fonctions.

Ayant examiné attentivement l'ulcère de nature suspecte, je reconnus, à la couleur de la peau environnante, qu'il ne tarderait pas à envahir une grande surface, et à suivre la marche des ulcères rongeants entretenus par un vice dartreux. Jusqu'au moment de l'examen que je fis des plaies de M. Z..., il n'avait point été question de dartres. Cependant ce consultant m'avoua que, depuis la formation des ulcères, les *dartres volantes* auxquelles il était très-sujet avaient complétement disparu : au reste, il n'attachait à ces dartres aucune importance.

Ayant éclairé M. Z... sur la gravité de sa position, le Rob fut administré à doses fractionnées, eu égard à son âge et à l'état des voies digestives.

Le traitement dura six mois, pendant lesquels quinze bouteilles de Rob ont été consommées. J'ai eu la satisfaction de voir M. Z... débarrassé de ses ulcères, et revenir à une santé parfaite.

Ecrouelles, humeurs froides (Scrofules).

Quatorzième. — Madame la comtesse de T..... m'adressa un jeune orphelin qu'elle faisait élever à ses frais, afin de constater son état de santé. Cet enfant, âgé de dix ans, dépérissait depuis dix-huit mois, par suite de tumeurs scrofuleuses qui avaient abcédé, et dont l'abondante suppuration jetait le malade dans un véritable épuisement. On me remit une petite note à consulter, qui m'éclaira sur-le-champ en m'indiquant la cause réelle du mal. La mère du jeune malade, ancienne femme de chambre de madame la comtesse de T..., avait succombé à une phthisie pulmonaire, survenue après la répercussion de dartres à la face. Cette femme, dominée par un raisonnement funeste, voyait dans sa maladie l'impossibilité absolue d'exercer sa profession.

On ne pouvait donc douter que l'état scrofuleux de l'enfant ne fût la conséquence du vice dartreux et de l'altération particulière qu'il imprime aux humeurs. Je prescrivis un régime fortifiant, et des moyens accessoires pour tarir la sécrétion fournie par les abcès. Le Rob fut immédiatement adminis-tré, et au bout de quatre mois, après l'emploi de neuf bouteilles, il y eut une régénération complète dans la constitution. Pour cette observation intéressante, ainsi qu'à l'égard de toutes les autres, je crois devoir indiquer le nombre de bouteilles de Rob consommées, afin de fixer l'opinion du public sur les propriétés spéciales du Rob.

(Rachitis.)

Quinzième. — M. B..., capitaine de la marine marchande, m'amena sa fille âgée de neuf ans. La santé de cette jeune personne ne présentait rien de grave en apparence. Cependant le père remarquait que depuis un an il y avait amaigrissement sensible et langueur dans l'ensemble des actes musculaires. Mais ce qui alarmait à l'excès la sollicitude de M. B... était un commencement de déviation qu'il croyait pouvoir constater dans la taille de son enfant. Toute mon attention se porta donc de ce côté. Après une rigoureuse investigation, il demeura évident que l'ensemble des vertèbres de la région dorsale s'écartait de la disposition ordinaire. Les diverses attitudes que je fis prendre à l'enfant rendaient ce fait très-appréciable.

D'après les questions exigées en pareil cas, M. B... me dit qu'à l'époque des maladies éruptives, et après la rougeole notamment, les taches de la peau avaient disparu en quelques heures. Deux ans après l'enfant se trouvait *couvert de dartres farineuses,* que l'on regarda alors comme une *purgation* favorable : dès lors la peau n'avait plus rien offert de semblable; le vice herpétique s'était donc porté sur le système osseux, en dépravant les sucs nourriciers qui donnent la vie aux solides de l'économie. Enfin le défaut de proportion dans la substance calcaire des os expliquait leur faiblesse et leur disposition à la courbure.

Je rassurai pleinement M. B..., malgré l'imminence du danger qui menaçait son enfant. Une hygiène spéciale fut indiquée, et onze bouteilles de Rob suffirent pour neutraliser le virus dartreux cause de tant de maux.

(Leucorrhée.)

Seizième. — Madame D..., artiste musicienne distinguée, se plaignait, depuis trois ans principalement, du dérangement de sa santé, et notamment de l'état des voies digestives. Cette dame m'indiqua la cause à laquelle on devait rapporter tous ses maux. Elle avait une leucorrhée abondante, et aucun moyen n'avait pu y remédier. Je fus sur-le-champ frappé du désaccord existant entre la déclaration de madame D... et ce que présentait en général l'habitude du corps : en effet, on n'observait pas chez la malade les caractères tranchés qui appartiennent essentiellement aux femmes affectées de flueurs blanches. La raison d'un semblable fait est fort simple. Si les flueurs blanches sont le résultat de la présence de dartres, la maladie s'est localisée alors; un seul organe souffre, et non toute l'économie, comme dans les cas où le vice herpétique est constitutionnel : madame D... offrait un exemple en ce genre.

Une dartre qu'elle avait à la partie supérieure et interne de la cuisse, occasionnait souvent de vives démangeaisons et un irrésistible besoin de les apaiser en se grattant. Par des raisons que l'on comprend assez, madame D... voulut, quel que fût le moyen, se débarrasser de sa dartre.

Le deuto-chlorure de mercure, mêlé à la teinture de benjoin et à d'autres substances accessoires, fut un de ces cosmétiques dangereux dont on se servit, et la répercussion fut rapide. Depuis cette époque la leucorrhée se déclara, c'est-à-dire que la dartre s'était fixée à l'intérieur des organes de la génération.

Madame D... s'est soumise au Rob. Elle en a pris huit bouteilles, et la guérison a été parfaite.

(Granulations du col utérin.)

Dix-septième. — Mademoiselle X..., rentière, âgée de quarante-cinq ans, me détailla toutes les circonstances de son état actuel, qui peuvent se résumer ainsi : douleurs et chaleurs fixes dans la région du bas-ventre; pesanteur sur le siége et simulant le besoin d'aller à la garde-robe; écoulement de nature variable, quant à la couleur, alternant avec la teinte jaune, blanche ou verdâtre ; la matière a paru quelquefois teintée de sang; elle a une odeur spéciale et suspecte. Le teint est pâlé, la maigreur est assez prononcée. Enfin la déviation des règles date de deux ans, époque où sont apparus les symptômes ci-dessus énoncés. Mademoiselle X... croit à un ulcère de la matrice, d'accord en cela avec toutes les femmes arrivées à leur *temps critique.*

En examinant attentivement mademoiselle X...,
je remarquai sur les côtés du nez, et vers les
pommettes, une teinte particulière indiquant les
vestiges de l'affection dartreuse connue sous le
nom de *couperose*. Ces dartres avaient disparu
après un refroidissement considérable, éprouvé à
la suite d'un orage pendant lequel la malade était
restée plusieurs heures avec ses vêtements complétement mouillés. Les symptômes actuels, rame-
nés à leur juste valeur, indiquaient seulement une
affection du col de la matrice; et, à certains
égards, un observateur peu attentif se serait prononcé d'après les signes équivoques qui pouvaient
faire croire à un ulcère.

Mademoiselle X..., décidée à se traiter par le
Rob, en a consommé quinze bouteilles. Le traitement, qui a duré cinq mois, a exigé, après trois
mois de repos, un dernier complément, et quatre
bouteilles de Rob ont garanti une guérison qui a
été des plus positives.

(Induration des glandes mammaires.)

Dix-huitième. — Madame V..., mère de cinq
enfants, n'ayant pu allaiter le dernier, négligea les
précautions fort simples pour éviter la stase pro-
longée du lait. Elle se crut dispensée de suivre
aucun conseil, à cause de son excellente santé. Cependant plusieurs glandes du sein s'engorgèrent
et restèrent ainsi fort longtemps à l'état indolent.
Enfin les duretés qu'elles présentaient offrirent un
relief considérable. Des douleurs lancinantes se

firent sentir. Madame V..., effrayée, employa inutilement plusieurs topiques vantés comme *fondants*. Or, ces soi-disant spécifiques ne peuvent
annuler les résultats produits par le séjour du lait
dans les glandes mammaires où il se déprave, ce
qui donne lieu ensuite à des résorptions funestes,
et aux effets qui en dérivent, connus sous le nom
de *lait répandu*.

Madame V... se mit immédiatement au Rob
avec un empressement relatif à l'impression morale qui la dominait. Après l'emploi de la cinquième bouteille, le relief formé par les glandes
n'existait plus : on sentait seulement ces dernières au toucher. Cinq autres bouteilles ramenèrent
complétement les organes malades à l'état normal.

Coup de sang (Congestion cérébrale, apoplexie).

Dix-neuvième. — M. N..., officier retraité,
d'un tempérament sanguin nerveux, me consulta
sur un accident qui le préoccupait assez sérieuse-
ment. A la moindre exaltation physique ou morale, le sang se portait à la tête; il y avait alors
vertiges, tintement d'oreilles, illusion de la vue;
puis ces diverses sensations étaient suivies d'une
assez grande difficulté dans les perceptions de
l'intelligence.

Cet état depuis cinq mois avait pris un degré
d'intensité tel, qu'une saignée fut jugée nécessaire.

Je fis comprendre facilement à M. N... que le véritable traitement dans une semblable disposition

consistait à prévenir d'abord les accidents, ensuite
à annuler définitivement la cause qui les produisait. Il fallait éliminer de la circulation les produits morbides contenus surtout dans le sang : de
là résultait en effet l'irritation du système nerveux, dont les fonctions sont intimement liées à
celles du système sanguin.

En opérant une dépuration générale, on ra-
menait à leur état de pureté naturelle les fluides
de l'économie, et les divers troubles occasionnés
par le vice humoral cessaient d'avoir lieu.

Douze bouteilles de Rob ont composé le traitement suivi par M. N..., dont j'ai pu constater la
guérison.

Asthme (Angine de poitrine).

Vingtième. — **M. T...**, âgé de soixante-trois
ans, était depuis dix ans sujet à des accès de toux
qui rendaient très-laborieux l'acte de la respiration. Les battements de cœur se faisaient sentir
fréquemment ; il y avait difficulté assez grande
pour maintenir dans le lit la position horizontale :
la même sensation se reproduisait en montant un
terrain élevé. Il était évident que M. T... était
affecté d'un asthme. Or, dans les traitements ordinaires on a principalement pour but de favoriser
le libre cours du sang, en dépouillant ce fluide de
tout ce qui peut en augmenter la plasticité.
M. T... étant venu avec l'intention de se traiter
par le Rob, apprécia parfaitement les propriétés
curatives de ce remède, en faisant précisément
l'application du principe que je viens d'énoncer.

Le traitement comprit deux époques distinctes, c'est-à-dire qu'il fut suivi successivement pendant deux ans, depuis le mois d'avril jusqu'au mois de juillet. Neuf bouteilles ont été consommées à chaque période de traitement.

Rhumatisme goutteux (Arthritis).

Vingt et unième. — M. X..., sommelier de M. le comte de S..., souffrait depuis neuf ans d'un rhumatisme goutteux, qu'il attribuait à ses travaux prolongés dans les caves. Des sueurs et de dangereux refroidissements étaient alternativement survenus au milieu de ce genre de travail. M. X... sentit d'abord une roideur remarquable des articulations, bientôt des douleurs survinrent; plus tard il y eut aux genoux altération dans les formes, surtout à la partie interne. Les doigts des mains, selon l'expression du malade, *s'empâtèrent* à la réunion des phalanges : les mouvements furent nécessairement plus ou moins difficiles, selon l'intensité de la maladie.

Je conseillai le Rob comme le moyen le plus puissant pour opérer la dépuration des fluides, quelle que soit la nature du vice dont ils se trouvent imprégnés.

D'après mon avis, motivé sur la constitution énergique de M. X..., et d'autres circonstances particulières, le malade a débuté par les hautes doses : dix cuillerées par jour ont été administrées ; elles ont été portées à douze et même à quinze. Je relate ici ce fait, pour démontrer jusqu'à quel point la tolérance de l'estomac et des voies digestives peut se maintenir sous l'influence du Rob, sa composition n'offrant rien de réfractaire aux fonctions de l'économie prises dans leur ensemble.

La guérison de M. X... a eu lieu au bout de six mois de traitement, pendant lesquels dix-huit bouteilles de Rob ont été employées.

Masturbation (Onanisme).

Vingt-deuxième. — M. Z..., âgé de vingt-trois ans, m'a fourni une des observations les plus remarquables, sur les avantages attachés à la dépuration des humeurs, lorsqu'une cause quelconque en a amené la dépravation, et que conséquemment elles se trouvent dans des conditions qui tendent à opprimer les forces vitales.

M. Z..., après avoir eu des succès exceptionnels au collége, se voua à l'étude de la paléographie. De nouveaux travaux, souvent d'une sévérité excessive, absorbèrent toute l'existence de M. Z... : l'isolement forcé fut le résultat d'une telle position. Or, un seul aliment ne pouvant pas plus suffire à l'esprit qu'au corps, s'il s'agit de la matière, il arriva que certaines idées s'exaltèrent par les habitudes de la vie solitaire. Enfin il y eut éloignement et bientôt aversion prononcée pour les relations du monde. M. Z... fut ainsi conduit graduellement à cette aberration des sens, qui, chez un grand nombre d'infortunés, suscite la funeste et impérieuse passion qu'on appelle l'onanisme.

Dès lors survinrent à la fois les troubles de la santé et ceux de l'intelligence. Le sang avait perdu sa richesse. Les organes essentiels étaient comme noyés dans cet excès de lymphe qui dénote l'appauvrissement de tout le système. L'état de de M. Z... produisait sur son esprit la plus profonde impression. Je pouvais heureusement employer avec un tel malade l'arme puissante du raisonnement. Je proposai le Rob, en expliquant de quelle manière la *régénération* des humeurs devait ici s'opérer selon l'entière acception du mot.

M. Z... se soumit au traitement, et le suivit avec la persévérance que donne la conviction. Par des raisons analogues à celles que j'ai déjà indiquées pour d'autres cas, l'administration du Rob a eu lieu à deux époques différentes, après un repos de cinq mois. Vingt bouteilles ont servi de complément à ce traitement prolongé. La guérison n'a rien laissé à désirer. M. Z... est marié aujourd'hui et jouit de la plus brillante santé.

(Hydrocèle.)

Vingt-troisième. — M. M..., d'un tempérament nerveux lymphatique, avait contracté la fâcheuse habitude de boire du vin blanc comme vin d'ordinaire. Le genre de vie du consultant contrariait d'ailleurs les principes fondamentaux de l'hygiène. Sa nourriture se composait d'aliments peu réparateurs, et la pâtisserie était un de ses goûts favoris.

Lorsque M. M... vint me trouver, la maigreur,

la décoloration de la peau, la saillie exagérée des vaisseaux qui rampent sous la peau, indiquaient la débilité et la langueur des fonctions essentielles.

La visite de M. M... avait pour but de me consulter sur un gonflement assez prononcé des bourses, et remontant déjà à une époque éloignée. Le malade ajouta que le point de départ d'un semblable état pouvait dater d'un jour où les testicules s'étaient trouvés froissés en montant à cheval. Mais en faisant abstraction de cette cause occasionnelle, et attendu le peu de gravité de l'accident, on devait reconnaître que l'hydrocèle dont était affecté M. M... dépendait réellement de l'exubérance lymphatique tendant à engorger les organes, particulièrement ceux où la circulation marche avec lenteur au milieu d'un lacis compliqué de vaisseaux.

Le Rob était formellement indiqué ici, et non une opération à laquelle le malade voulait recourir, et que rien ne motivait encore.

Onze bouteilles de Rob ont amené le dénoûment complet du traitement.

Catarrhe de vessie (Cystite).

Vingt-quatrième. — M. J..., ancien magistrat, me présenta ainsi l'état de sa santé depuis onze ans : Envies d'uriner plus fréquentes, sans augmentation de quantité du liquide ; changement dans la composition de l'urine, celle-ci offrant en suspension des mucosités de consistance variable, ou devenant limpide; mais présentant un dépôt de matière briquetée, rugueuse au toucher. Il y avait quelquefois chaleur dans le bas-ventre; dans ce cas, le malade ressentait des épreintes qu'il rapportait au col de la vessie, d'où résultait une difficulté plus ou moins prononcée pour uriner.

L'état de M. J... s'expliquait facilement par la nature de ses habitudes sédentaires et de la stase entretenue dans la circulation. L'on sait que chez les personnes arrivées à l'âge de soixante ans, les obstacles apportés à la circulation du bassin déterminent fréquemment une affection des voies urinaires.

Je conseillai le Rob à titre de traitement exempt de réactions, et se conciliant avec l'âge et la longueur présumée du temps à employer pour une guérison complète.

M. J... a pris dix-huit bouteilles de Rob dans l'espace de dix-huit mois; ce qui suppose nécessairement des doses extrêmement fractionnées. Néanmoins le traitement a obtenu le plus entier succès.

EXTRAIT DU BULLETIN DES LOIS (N° XLVIII).

Décret impérial relatif à l'annonce et à la vente des remèdes secrets.

A Montirone, le 25 prairial an XIII.

Sur le rapport du grand-juge ministre de la justice; vu la loi du 21 germinal an XI, le Conseil d'État entendu, décrète :

Art. Iᵉʳ. La défense d'annoncer et de vendre des remèdes secrets, portée par l'article 36 de la loi du 21 germinal an XI, ne concerne pas les préparations et remèdes qui, avant la publication de ladite loi, avaient été approuvés, et dont la distribution avait été permise dans les formes alors usitées; elle ne concerne pas non plus les préparations et remèdes qui, d'après l'avis des écoles ou sociétés de médecine ou des médecins commis à cet effet depuis ladite loi, ont été ou seront permis par le gouvernement, quoique leur composition ne soit pas divulguée.

Art. II. Les auteurs et propriétaires de ces remèdes peuvent les vendre par eux-mêmes.

Art. III. Ils peuvent aussi les faire vendre et distribuer par un ou plusieurs préposés, dans les lieux où ils jugeront convenable d'en établir, à la charge de les faire agréer, à Paris par le préfet de police, et dans les autres villes par le préfet, sous-préfet, ou, à défaut, par le maire, qui pourront, en cas d'abus, retirer leur agrément.

Art. IV. Le grand-juge ministre de la justice est chargé de l'exécution du présent décret.

Signé, NAPOLÉON.

Par l'Empereur,

Le Secrétaire d'État. Signé. H. B. MARET.

DATES DES AUTORISATIONS DE VENTE DU ROB DE BOYVEAU-LAFFECTEUR PAR MM. LES PRÉFETS.

Ain..............	Arrêté de préfecture du	6 mars 1847.
Allier...........	— —	30 nov. 1846.
Aisne...........	— sous-préf. de Saint-Quentin, du 12 décembre 1846.	
—	— préfecture du 22 janvier 1847.	
Ardennes.......	— —	5 janvier 1847.
Aude	— —	17 déc. 1846.
Aveyron........	— —	5 mars 1847.
Calvados.......	— sous-préfecture de Lisieux, du 2 décembre 1846.	
Cantal.........	— préfecture du 20 février 1847.	
Charente.......	— —	6 mars 1847.
Charente-Infér..	— —	24 février 1847.
Côtes-du-Nord..	— —	13 février 1847.
Eure-et-Loir...	— —	28 nov. 1846.
Gard..........	— —	13 janvier 1847.
Finistère	— —	9 février 1847.
Gironde.......	Arrêté de préfecture du 8 mars 1847.	
Hérault........	— —	10 février 1847.
Indre..........	— —	15 déc. 1846.
Loir-et-Cher...	— —	11 février 1847.
Loire..........	— sous-préfect. de St-Etienne, du 19 février 1847.	

Loire (Haute)..	—	sous-préfect. de Brioude, du 25 janvier 1847.
Lot	—	préfecture du 19 février 1847.
Lot-et-Garonne.	—	— 19 février 1847.
Landes........	—	— 8 février 1847.
Maine-et-Loire.	—	— 20 février 1817.
Marne (Haute).	—	— 6 février 1817.
Manche.......	—	— 24 déc. 1846.
Meurthe	—	— 7 déc. 1816.
Meuse	—	— 8 février 1847.
Pyrénées (Bas.-)	Arrêté de préfecture du 6 janvier 1847.	
Rhin (Haut)...	—	— 4 décembre 1846.
Rhône	—	— 29 décembre 1846.
Saône (Haute-).	—	— 17 mars 1847.
Seine-et-Oise..	—	— 6 février 1817.
Seine-et-Marne.	—	— 16 mars 1847.
Somme........	—	— 6 février 1847.
Tarn	—	sous-préfecture de Lavaur, du 5 décembre 1846.
Var..........	—	préfecture du 18 février 1847.
Vaucluse......	—	— 10 février 1847.
—	—	sous-préfecture de Carpentras, du 4 décembre 1846.
Vendée	—	préfecture du »» février 1847.
Vienne (Haute-)	—	— 4 janvier 1847.
Yonne	—	sous-préfecture de Sens, du »» février 1847.

NOMS DES VILLES

où l'on délivre gratis les ouvrages indiquant l'emploi du Rob de Boyveau.

Abbeville, Duplan-Gellé. Aix, Guilbeaume. Agen, Bachon. Alais, Teissier. Ambert, Crozet. Amiens, Benoist. Angers, Menière. Angoulême, Rogée. Annonay, Dufour. Apt, E. Seymard. Argenton, Pépin. Arles, Charre. Arras, Jacquet. Aubenas, Garçon. Aubusson, Bouyet. Auch, Bladinière. Auxerre, Pottier. Avignon, Rouvière. Autun, Alex. Legros. Auxonne, Marion. Albi, Limousin-Lamothe. Aurillac, Lafont. Bayeux,

Doullys. Bayonne, Laitselard. Bernay, de Fosley. Beuzeville, Vannier. Beaune, Lamarosse. Béziers, Daydé. Blaye, Bonfils-Lafaurie. Blois, Croulbois. Bonnétable, Gaillard. Bordeaux, Mancel, rue des Fossés-Intendance, 19. Bourg, Bichel. Bourgoin, Robin. Boulogne-sur-Mer, Samson. Bourges, Petit. Brioude, Dauzat. Brest, Freslon. Cadillac, Bonnefoux. Caen, Berjot, droguiste. Cahors, Duc-Cadet. Calvi, Rossi. Cambrai, Bréchot. Carpentras, Bernard. Charleville, Lorphelin. Châlon-sur-Saône, Rascol. Châlons-sur-Marne, Olivier. Chartres, Gilbert. Châteauneuf, David. Châteauroux, Peyrot. Château-Thierry, Lefèvre. Cherbourg, d'Osber. Chinon, Guépin. Colmar, Duchamp. Clermont-Ferrand, Aubergier et Gautier. Cluny, Vecchier. Dax, Dupau. Dieuze, Leprieur. Dijon, Boisseau. Douai, Legrain. Draguignan, Dupré. Elbeuf, Maignan. Épinal, Granet, Évreux, Hérouard. Fayl-Billot, Frairrot. Fontenay, Odonnet. Givors, Lime. Granville, Orange. Gray, Wisling. Grenoble, Chauveau. Havre, Lemaire. Issoire, Fouilloux. Jarnac, Pineau. La Fère, Flavignon. Laon, Housset. La Rochelle, Fleury. Lavaur, Beringuier. Lille, Coustenoble. Limoges, Dumas. Lisieux, Linant. Lons-le-Saulnier, Girard. Lorient, Hortier. Lyon, Forgues, place des Terreaux, 10. Lyon, Lardet, place de la Préfecture, 16. Lunéville, Vasy. Mâcon, Delaye. Mantes, Le Coniac. Marseille, Cachia, rue Fontange, 8. Marseille, Thumin, rue de Rome, 46. Malha, Fèvre. Metz, Guéret. Mézière, Cassan-Chayaux. Montereau, Valette. Montpellier, Gingibre. Morlaix, Danet. Moulins, Mérié. Montargis, Albin. Marmande, Dupont. Monastier (le), Blanc. Mirecourt, Le Bègue. Montauban, Bru. Nancy, Suard. Nantes, Mabon. Narbonne, Caffort. Nérac, Ricard. Neufchâtel, Loisnel. Nîmes, Domergue. Niort, Houdedine. Nuits, Lévêque. Orbec Bigot. Orléans, Rabourdin. Orthès, Maignes fils. Paris, Trablit, rue J. J. Rousseau, 21. Pau, Défay. Péronne, Dermigny. Perpignan, Ferrer. Pithiviers, Fauleau. Poitiers, Mauduit. Pontarlier, Charmet. Pont-de-Vaux, Pacotte. Pouilly-sur-Loire, Dupin. Pontrieux, docteur Richard. Privas, Pellier. Puy, Mallat. Reims, Jolicœur. Réthel, Hureaux. Roanne, Lacolonge. Rochefort, Brou-Duclaud. Rodez, Azémar. Romorantin, Damond. Rouen, Esprit, rue Grand-Pont, 80. Rugles, A. Acard. Rodez, Galy. Rocroi, Soliet-Penant. Romans, Barry. Saint-Chamond, Berlier. Saint-Dizier, Jacquinot. Saint-Etienne, L. Maisoniat. Saint-Flour, Missonnier. Saint-Geniès, Laporte. Saint-Germain, Perrache. Saint-Lô, Lecauchois. Saint-Mihiel, Godard. Saint-Quentin, Lebret-Lecoq.

Sain'-Pierre-Calais, Hanne. Saint-Remy-de-Prov., Roux.
Saintes, Bellet. Saumur, Brière. Sedan, Bourguignon. Sens,
Poumier. Strasbourg, Schertz. Tarare, Michel. Tarascon, Al-
lard. Toulouse, Pons. Tournon, Barbier. Toulon, Lefebvre,
place Blanchard, 3. Tournus, Lalouet. Tours, Beaufrère.
Troyes, Grignon. Valence, Belon. Vaucouleurs, Bonnaire.
Verdun, Tristant. Versailles, Douda. Vervins, Blanquinque.
Vienne, Bergeron. Vire, Gournay.

ÉTRANGER.

Alger, Simonet. Amsterdam, Dehann. Amersfort, Hondius.
Audenarde, Cavenaille. Ath, Rousseau. Bahia, Loup et Cie.
Baumont, Wenty. Berg-op-Zoom, Verlinden. Bilbao, Justo
Somonte. Bone, Duguet. Bréda, V. D. Goorberg. Brescia, Bian-
chi. Bruxelles, B. Labiniau. Cadix, Dautez. Carthagène, Nunez.
Cayenne, Chevalier. Chambéry, Bellemin. Charleroy, Capp.
Constantinople, Ottoni. Courtray, Van der Espl. Darmstadt,
Brouneck. Flessingue, Van Osch. Florence, Piori, via della
Condotta. Gand, Massot-Fromont. Genève, Châteauvieux.
Glaris, Orflitz. Gorcum, Schulze. Havane, Leriverend. La Haye,
Renesse. Lauzanne, Allamand. Lauze, Dewitte. Liége, de La
Geneste. Lisbonne, Ribes. Londres, Jozeau et Duhamel, 49,
Haymarket. Londres, Hannay Dietrischen, 63, Oxford-street.
Louvain, Smont. Luxembourg, Everling. Madrid, J. Simon,
calle de Grazia, 7. Maestricht, Philippens. Malaga, Huelin.
Malines, Menin. Matanzas, Sauto. Mayence, Galette. Mexico,
Lestaple. Milan, Rivolta, corso di San-Celso, 4,331. Montréal,
Picault. Naples, Sénès et Bellet. New-York, Milhan. Neuf-
châtel, Humbert. Nicaragua, Thomas. Nice, Dalmas. Nimè-
gue, Norren. Nouvelle-Orléans, Dufilho. Nyon, Monnier.
Odessa, Kochler. Olmutz, Schroetter. Oran, Rigal. Ostende,
Bouchery. Padoue, Girardi. Panaowa, J. Bladinsty. Papa
(Hongrie), Bermuller. Philippeville, Nielli. Pointe-à-Pitre,
Rigaud et comp. Port-au-Prince, Daumenil. Puerto-Ricco,
Teillard. Renaix, Roy. Rio-Janeiro, Pèdre-Saisset; Rob à
15 fr. le litre. Rotterdam, Hartorg. Santiago, Delapezuela.
Saint-Denis, Loupy-Toulorge. Saint-Pétersbourg, Tipmier,
près du pont de la Police, en face la petite Millione, 81. Saint-
Pierre, Morin. Saint-Sébastien, Irastorza. Saint-Thomas, Gill
et comp. Smyrne, Bonhomme. Tampico, Montluc. Térmonde,

Vandevelde. Tournay, Carrette. Trieste, David et comp. Turin, Fontana, libraire, agent général. Venise, Centenavi. Vera-Cruz, Adoue, F. Verviers, Étienne. Vicence, Curti. Ypres, Vanoutrive. Ziériczée, Ochtman.

CONSEILS

POUR L'EMPLOI

DU VÉRITABLE ROB BOYVEAU

PAR LE DOCTEUR

GIRAUDEAU DE SAINT-GERVAIS

Médecin de la Faculté de Paris, successeur de Boyveau, ancien membre de l'École pratique, ex-interne des hôpitaux, membre des Sociétés royales de médecine de Rotterdam, Malines, Bruxelles, etc.

INSTRUCTION. — On commencera par deux ou trois cuillerées à soupe matin et soir, une heure au moins avant ou après le repas; le troisième jour, on augmente d'une cuillerée matin et soir. Vers le dixième jour, on en prendra quatre le matin, quatre à midi et quatre le soir, et même cinq chaque fois, si l'estomac supporte bien ces doses. Une bouteille de litre peut être prise en huit, dix ou douze jours. Ce Rob se prend *pur* ou étendu dans son volume d'eau, et on peut boire, une demi-heure après, un verre d'eau sucrée avec sirop de gomme ou de guimauve. Les femmes suspendront le traitement pendant l'époque de la menstruation. La grossesse et l'allaitement sont loin d'être une raison pour ne pas se soumettre au

Rob ; c'est au contraire le seul et unique genre de traitement qui puisse guérir les enfants à la mamelle : car alors on guérit l'enfant en soignant la nourrice. Les gens faibles ou de mauvaise constitution gradueront les doses selon la force de leur estomac. Il ne faut jamais augmenter les doses de manière à ce qu'elles fatiguent. A doses convenables, le Rob tient le ventre libre et purge quelquefois légèrement. S'il y avait plus de deux selles par jour, il faudrait diminuer les doses. Ce remède, doux et agréable à avaler, ne cause jamais aucune incommodité. Cependant, si, par suite d'un état nerveux de l'estomac, il fatiguait plus ou moins, il faudrait commencer par une cuillerée et même demi-cuillerée matin et soir, et on augmenterait ensuite graduellement les doses. Pendant les rhumes ou les accès de fièvre, on suspend le traitement. Les enfants de huit à quatorze ans commenceront par une cuillerée matin et soir.

Régime. — Voici les aliments que nous indiquons : Les viandes rôties ou bouillies, le poisson plat de mer, celui de rivière en général, la volaille, les œufs frais ; en légumes, les pommes de terre, les carottes, les légumes frais de la saison. On peut boire un peu de bon vin rouge en mangeant. On doit prendre quelques bains avec trois ou quatre litres de son, et employer des bains sulfureux ou de Barréges factices pour les maladies de la peau.

Lorsqu'on fera usage de tisanes, il faudra les varier tous les quinze jours. Les doses et proportions de ces tisanes sont de cinq à dix grammes

pour *les fleurs et les feuilles,* et de quinze à trente
grammes pour *les écorces et les racines.* Le mode
de préparation a lieu par infusion ou décoction
dans un litre d'eau. On emploiera donc, dans le
premier cas, les fleurs de houblon, la chicorée
sauvage, la fumeterre, la scabieuse, la pensée
sauvage, le petit-chêne, la centaurée; dans le se-
cond cas, c'est-à-dire la préparation par décoction, la racine de bardane, de salsepareille, de sa-
ponaire, de patience ; ou l'écorce de simarouba,
quassia-amara, etc.

Ces diverses tisanes doivent être édulcorées
avec le Rob, depuis *une cuillerée* jusqu'à *trois :*
on ne dépasse ces doses qu'en admettant des indications spéciales. S'il y a quelque symptôme
inflammatoire ou d'irritation nerveuse, on se
mettra à l'usage de la tisane d'orge et de chien-
dent ou de fleurs pectorales, édulcorée avec le sirop de gomme.

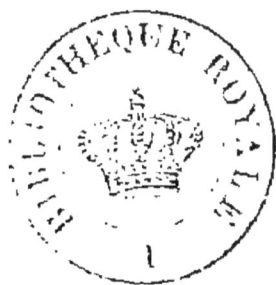

CHEZ MARTINON, LIBRAIRE-ÉDITEUR,
4, RUE DU COQ-SAINT-HONORÉ, A PARIS.

GUIA PRACTICO

PARA CURAR POR SI MISMO, SIN MERCURIO,

LAS ENFERMEDADES SIFILITICAS

LOS AFECTOS CUTANEOS

Y LAS ENFERMEDADES QUE PROVIENEN DE LA
ACRITUD DE LA SANGRE Y DE LOS HUMORES,

POR MEDIO

DEL ROB DE BOYVEAU-LAFFECTEUR

Y CONFORME A LOS CONSEJOS

DEL DOCTOR GIRAUDEAU DE SAINT-GERVAIS

Calle Richer, n° 6 bis, en Paris.

1 fr. 50 c. — 200 pages.

METODO PRATTICO

PER CURARE DI PER SÈ SENZA MERCURIO

LE MALATTIE SIFILITICHE

I MORBI CUTANEI

E QUELLI DERIVANTI DALL'ACRIMONIA DEL
SANGUE E DEGLI UMORI

MEDIANTE L'USO

DEL ROB DI BOYVEAU-LAFFECTEUR

E I CONSIGLI

DEL DOTTOR GIRAUDEAU DI SAINT-GERVAIS,

1 fr. 50 c. — 192 pages.

CHEZ MARTINON, LIBRAIRE-ÉDITEUR,
4, RUE DU COQ-SAINT-HONORÉ, A PARIS.

PRACTICAL TREATISE

FOR THE CURE, WITHOUT MEDICAL ASSISTANCE,
AND WITHOUT MERCURY, OF

SYPHILITIC DISEASES

CUTANEOUS AFFECTIONS

**and all complaints arising from impurity of the
blood, and from humours, by the use of the**

ROB OF BOYVEAU-LAFFECTEUR.

and according to the advice of

DOCTEUR GIRAUDEAU DE SAINT-GERVAIS,

RUE RICHER, N° 6 BIS.

2 shellings, with portrait and engravings. — 240 pages.

SYPHILIS,

POÊME EN TROIS CHANTS, PAR BARTHÉLEMY,

auteur de *Némésis*, du *Fils de l'Homme*, traducteur de *Virgile*,

avec des notes

PAR LE DOCTEUR GIRAUDEAU DE SAINT-GERVAIS.

Les journaux de médecine, tels que *l'Esculape* du 21 juin,
la *Gazette de médecine* du 22, la *Lancette*, gazette des hôpitaux, du 14 juillet, *l'Hygie*, gazette de santé, du 5 juillet
1840, ont tous parlé avec éloge, et cité de longs passages du
poëm de BARTHÉLEMY, et, à l'instar de la presse scien-
tifique, les grands journaux se sont aussi empressés de payer
à Barthélemy, et au docteur Giraudeau de Saint-Gervais qui
a rédigé les notes du poème, la part d'éloges qui revient à
chacun d'eux.

CHEZ G. BAILLIÈRE, 17, RUE DE L'ÉCOLE-DE-MÉDECINE.

TRAITÉ COMPLET

DES

MALADIES SYPHILITIQUES

ET DES ACCIDENTS SYPHILITIQUES,

Ou étude comparée de toutes les méthodes qui ont été mises en usage pour guérir ces affections; suivies de Réflexions pratiques sur les dangers du mercure et l'insuffisance des antiphlogistiques. — 1 vol. de 800 pages, avec le portrait de l'auteur, par Vigneron, et 25 gravures coloriées. — Deuxième édition. Prix : 6 fr. ; par la poste, franco, 8 fr.

PAR GIRAUDEAU DE SAINT-GERVAIS,

RUE RICHER, 6 BIS.

PRINCIPAUX CHAPITRES :

Origine de la syphilis, son principe ; de la Génération chez l'homme et chez les animaux ; Maladies héréditaires ; de l'Onanisme ; Divers modes de contagion ; Maladie primitive, gonorrhée, leucorrhée, moyens de les guérir radicalement ; Ulcères des membranes muqueuses chez l'homme et chez la femme, excroissances ; Affections constitutionnelles ou invétérées ; Dartres, surdité, ophthalmie, boutons, éphélides ; Chute des cheveux et des dents, goutte, rhumatismes, douleurs ; Exostoses, carie, névralgies, névrose, hydrocèle, hydropisie, mélancolie, apoplexie ; du traitement mercuriel interne et externe, frictions, fumigations, salivation, liqueur de Van Swieten, etc. ; Accidents causés par le mercure, tels que la folie, l'épilepsie, l'hypocondrie, la phthisie, le marasme ; Danger des préparations d'or et d'iode ; du traitement par les végétaux, règles pour leur administration ; du copahu et du poivre cubèbe ; Examen des moyens préservatifs ; de la prostitution ancienne et moderne et de son état actuel dans Paris ; Recueil de 150 formules de remèdes antisyphilitiques les plus usités dans tous les pays.

GUIDE PRATIQUE

Pour guérir soi-même, radicalement, sans mercure,
les maladies syphilitiques, les affections de la peau, et toutes les maladies provenant
de l'âcreté du sang et des humeurs,

PAR LE VÉRITABLE

ROB DE BOYVEAU-LAFFECTEUR,

D'APRÈS LES CONSEILS

DU DOCTEUR GIRAUDEAU DE SAINT-GERVAIS,
Successeur de Boyveau-Laffecteur.

———

Un volume Cazin, de 300 pages, avec portrait
et 20 sujets gravés sur acier.
PRIX, RENDU FRANCO : 1 FRANC.

———

TABLE DES MATIÈRES. — Notice historique. — Approbation du Rob de Boyveau-Laffecteur. — Documents scientifiques et académiques à ce sujet. — Pièces originales et officielles, déposées rue Richer, 6, constatant les propriétés du Rob, depuis 1778 jusqu'en 1842. — Lettres ministérielles adressées au docteur Giraudeau de Saint-Gervais, successeur de Boyveau-Laffecteur, et relatives à la *vente autorisée* du Rob. — Traité complet de la Syphilis, par le docteur Giraudeau de Saint-Gervais. — Poëme sur la Syphilis, par Barthélemy : extraits de ce poëme, avec des notes explicatives par le docteur Giraudeau de Saint-Gervais. — Traité des maladies de la peau, par le même auteur. — *Guide pratique* pour le traitement des maladies de la peau, par le même. — Lettre de M. Pariset au docteur Giraudeau de Saint-Gervais. — Des différents modes de transmission du virus syphilitique. — Énumération des diverses parties du corps, ou appareils d'organes qui sont le plus particulièrement, chez l'homme et la femme, le siége de la syphilis à son début. — Tableau général des maladies syphilitiques *constitutionnelles* qui affectent les organes servant de lieu d'élection aux symptômes et, en dernier lieu, à ceux ayant exclusivement leur siége à la peau. — Des maladies qui se lient essentiellement aux maladies dégénérées, telles que le rhumatisme, la goutte syphilitique, les douleurs profondes produites par la lésion des os, du périoste, les affections du système nerveux, des membranes muqueuses, séreuses, synoviales, etc. — De l'impuissance, des moyens de la combattre. — Des préservatifs de la contagion. — Choix d'observations recueillies par les médecins, rapportant les cures extraordinaires opérées par le Rob de Boyveau-Laffecteur. — Observations du docteur Giraudeau de Saint-Gervais, avant de connaître le Rob de Boyveau-Laffecteur. — Observations de guérisons par le Rob de Boyveau-Laffecteur, recueillies en 1846, par le docteur Giraudeau de Saint-Gervais. — Formulaire. — Dangers du mercure, du baume de copahu, des injections et de la cautérisation par la pierre infernale.

———

Il vient de paraître chez tous les libraires un ouvrage concernant la méthode de Boyveau-Laffecteur ; et comme ce remède occupe le monde médical, nous croyons devoir emprunter à la brochure les renseignements qui suivent, et qui nous ont paru fort curieux :

« Ce Rob, entièrement végétal, est connu depuis plus de soixante-dix ans comme le remède par excellence pour guérir radicalement les maladies syphilitiques et dartreuses nouvelles, même les plus rebelles et les plus opiniâtres, ainsi que pour remédier aux accidents occasionnés par les mercuriaux. En 1781, M. de Sartine, ministre de la marine, chargeait Laffecteur de fournir son Rob pour le service des vaisseaux et des hôpitaux de la marine.

«En 1793, Boyveau-Laffecteur, à la demande du ministre de la marine, signait une soumission par laquelle il s'engageait à fournir au port de Brest, pendant la durée de la guerre actuelle, la quantité de Rob nécessaire au service des hôpitaux. Ce document est signé Treilhard, R. Liordet, Carnot, Eschasseriaux, Thuriot, Delmas, Merlin (de Douai). »

«La réputation dont jouit ce remède dans presque toutes les «parties du monde civilisé exige qu'on lui consacre un article «spécial. La puissance du Rob contre les affections syphiliti-«ques les plus graves et les plus alarmantes a été depuis plus «de cinquante ans tant de fois constatée, dans tant de lieux di-«vers, qu'il n'est plus permis aujourd'hui de mettre en question «si ce remède peut être considéré comme un des moyens les «plus utiles que possède l'art de guérir. Peu de médecins ont «autant manié ce médicament que l'auteur de cet article ; une «juste défiance de tout remède secret lui fit longtemps hésiter «d'en conseiller l'usage ; mais plusieurs succès éclatants qu'il «eut occasion de remarquer vainquirent sa répugnance, et de-«puis près de vingt-cinq ans qu'il prescrit le Rob à ses mala-«des, il ne l'a jamais vu échouer une seule fois sur plus d'une «centaine de malades. FOURNIER-PESCAY, D. M. P. » Ext. du *grand Dict. des sciences méd.*, art. *Rob*, vol. XLIX, p. 60.

CHEZ BAILLIÈRE, LIBRAIRE,

RUE DE L'ÉCOLE-DE-MÉDECINE, 17, A PARIS.

GUIDE PRATIQUE

POUR L'ÉTUDE ET LE TRAITEMENT

DES MALADIES DE LA PEAU

PAR GIRAUDEAU DE SAINT-GERVAIS

Docteur-médecin de la Faculté de Paris, ex-interne des hôpitaux, ancien membre de l'École pratique.

1 vol. in-8° de 700 pages, avec Portrait et 5 planches gravées sur acier,

représentant 32 sujets coloriés.

Prix : 6 f., et 8 f. franco, sous bandes, par la poste,

Coup d'œil sur les doctrines médicales; de la peau, considérée dans sa texture anatomique; Précis historique des maladies de la peau; de la classification des maladies de la peau; Base de classification de Plenck (1776), de Wilan (1798), de M. Alibert; de l'Erysipèle, Rougeole, Scarlatine, Urticaire, Miliaire, Gales, Variole, Vaccine, Mentagre, Prurigo, Elephantiasis des Grecs, teinte bronzée de la peau, Albinisme et Vitiligo, Lupus. — L'auteur décrit ensuite, avec le plus grand soin, les Ulcères dartreux, variqueux, Cancers, Scrofules, Chutes des cheveux et de la barbe; et, après avoir cité les méthodes le plus en réputation, il indique le traitement qu'on doit suivre pour guérir les Syphilides, Eruptions, Contagion syphilitique; Formulaire; Table analytique détaillée; Analyses et Comptes rendus; Traité des maladies syphilitiques, avec planches coloriées représentant les affections de la peau.

Chez l'auteur, rue Richer, 6 bis, à Paris.

www.ingramcontent.com/pod-product-compliance
Lightning Source LLC
Chambersburg PA
CBHW071157200326

41519CB00018B/5267